たくみ先生の

魔法の食べすぎダイエット

日本肥満予防健康協会認定
JOPHダイエットアドバイザー
山岸巧実

「やせたい！」

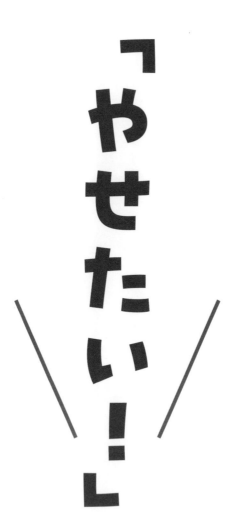

だから、食べるのを我慢して、頑張って運動して……。
でも、うまくやせられない。
1～2キロ減っても、

続かなくてリバウンドをしてしまう。

やせられないから、**ダイエットを繰り返す。**
でも、やせられない。やせられないから、
今の体形もダイエット自体も嫌になる。

服が似合わなくなって、
鏡を見るのが嫌になって

体も重いし、疲れやすい。
だるくてテキパキ動けない。

洋服を買いたいけど、店員さんの前で試着するのが怖い。
ネットショッピングをすれば、
モデルの写真と自分の違いに絶望する。
気づけば、
地味なオーバーサイズの服ばかり。

彼氏や夫に**「もうちょっとやせれば？」**と言われた。
友達にも**「最近太った？」**と言われた。
子どもに**「太ったお母さんは嫌だ」**と言われた。

もう嫌だ

友達とのランチも、せっかくの旅行やお出かけも、
子どもの授業参観や運動会も、
憂鬱になる・・・・・。

「でも、大丈夫」

がまんは続かないし、苦しい運動も続かない。

そんなの、あたりまえなんです。

だって、楽しむために生きているのに、
つらくて・がまんして・苦しいなんて、
そんな生活、嫌ですよね。

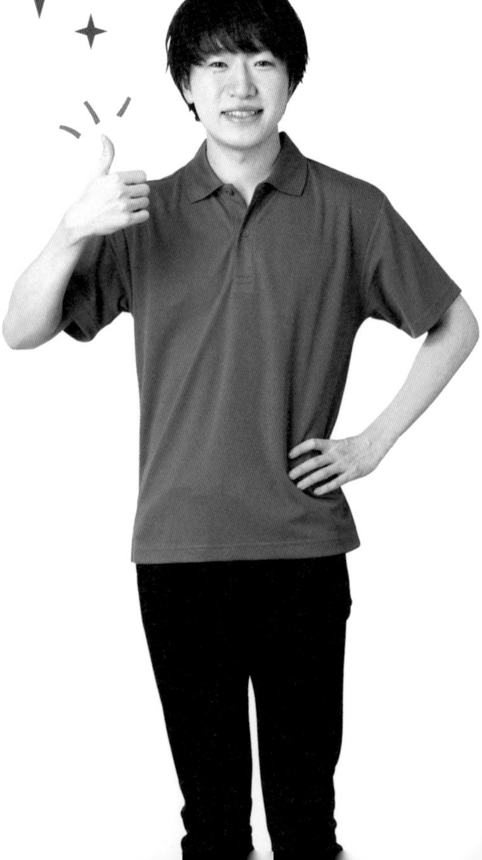

なら、どうするか。

ダイエットでいちばん大切なのは、食事でも運動でもなく、

続けること。

僕は、**楽しいことしか続かない**と思っています。

だから、ダイエットだって楽しまなきゃ。

僕のダイエット法に

「がまん・努力・忍耐」という文字はありません。

なぜなら、それらの言葉があると、続かないから。

僕が推奨するダイエットのコツは、次の**3つ**だけ。

❶ 間食をしっかりとる

❷ 朝と昼は炭水化物をしっかりとる

❸ 3食ともたんぱく質をしっかりとる

そう。ダイエットでは**「しっかり食べる」**ことが大事なんです。

「食べすぎ」というくらい、食べてもいいんです。

これなら、続けられそうですよね。

僕が推奨する**7つの神食材、5つのおすすめ食材**を
使うことで、**「食べすぎてもやせる」**という

まるで
魔法のようなダイエットが実現できるんです。

（理由とやり方は、本書を読んでいただければわかります）

大切なのは、おいしく食べて、ダイエットを楽しむこと。
そしてそれを、
いつのまにか自分の習慣にしてしまうこと。

さあ、読者のみなさんも、僕と一緒に、楽しくやせていきましょう！

もくじ

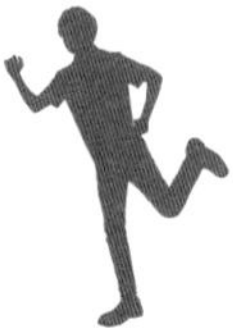

Part 1

たくみ先生式 食べすぎダイエットの心得と基本

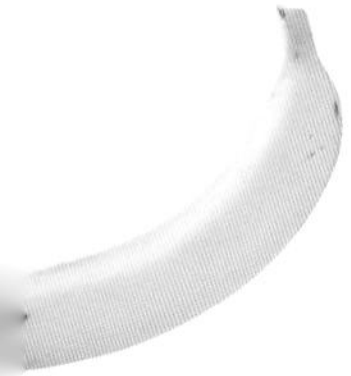

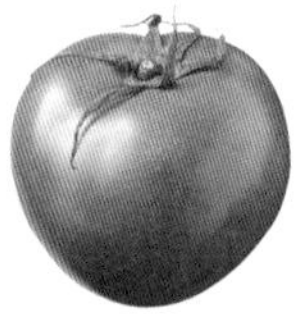

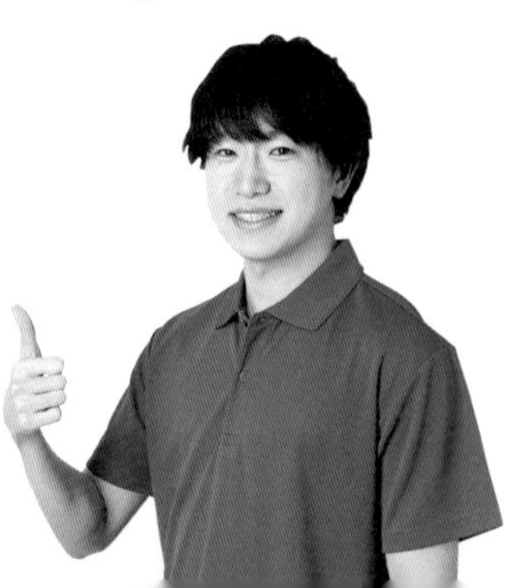

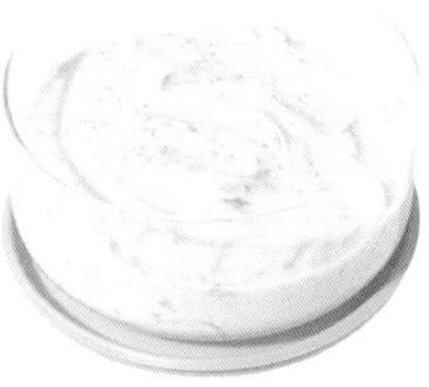

Part 2 たくみ先生式 神やせレシピBEST20 39

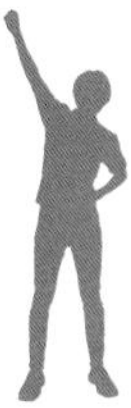

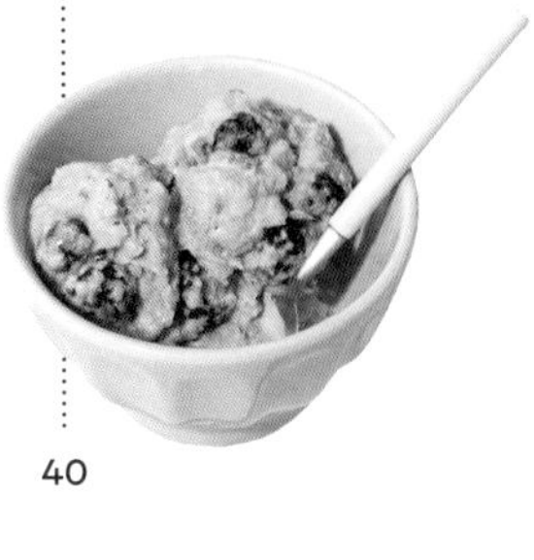

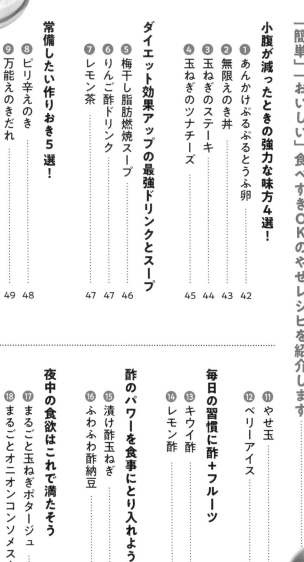

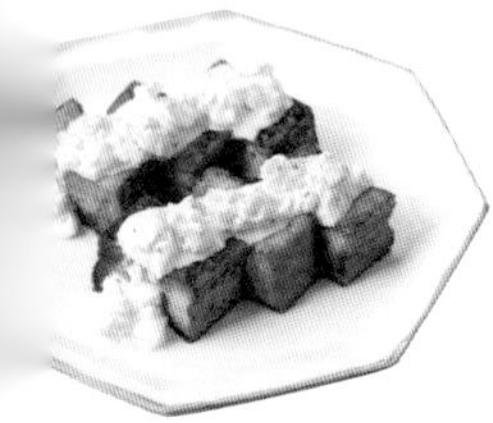

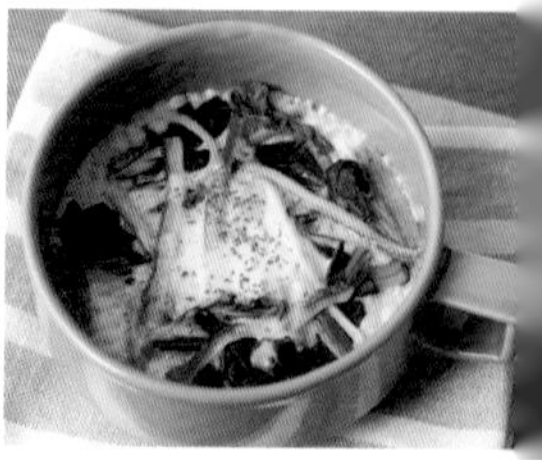

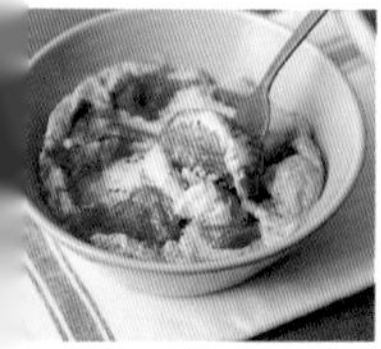

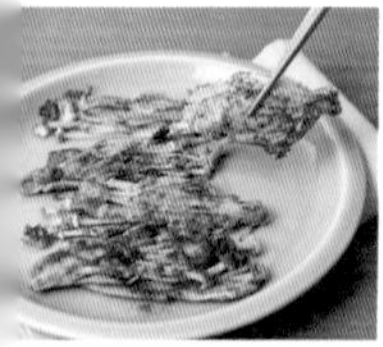

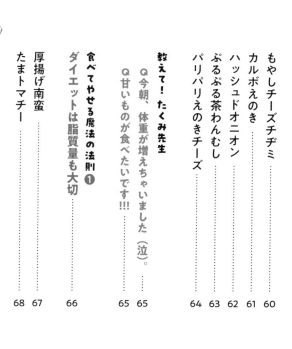

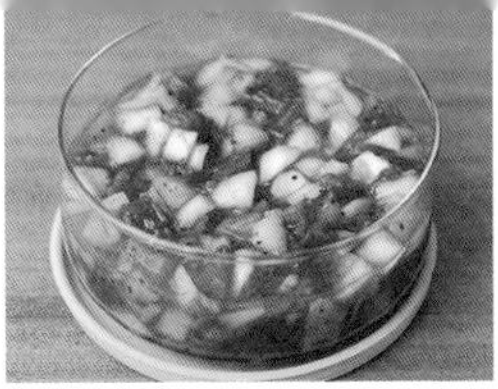

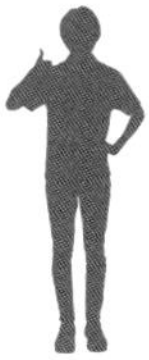

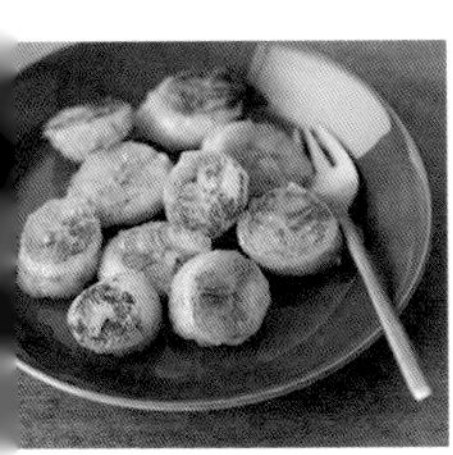

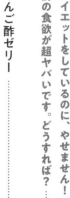

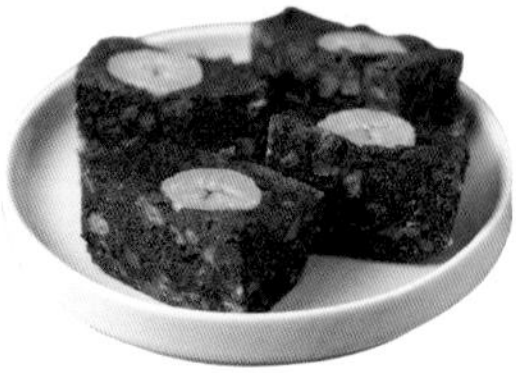

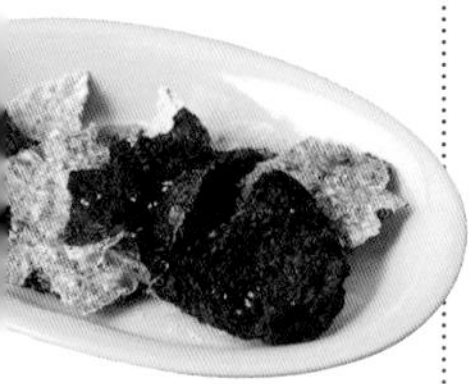

＼動画が見られる／

本書のレシピに掲載されているQRコードを読み込むと、たくみ先生のインスタグラムの動画が視聴できます。動画はアップ時のもので、レシピ名や食材が表記や量を含め本書と異なるものがあります。

この本の使い方

- 小さじ1は5ml、大さじ1は15mlです。
- フライパンは原則として樹脂加工のものを使用しています。
- 火かげんは、特に記載のない場合は中火です。
- 電子レンジは500Wを使用。600Wを使用するものは加熱時間を2割減らしてください。また機種や使用年数などによって多少異なる場合があります。様子を見ながら加熱してください。
- 野菜を洗う、皮をむく、石づきをとるなどの手順は省いています。
- 食材には個体差があり、個数は目安です。お手持ちの食材の数や重さがレシピと差のあるときは、重さを優先してください。
- レシピのエネルギー値は文部科学省の「日本食品標準成分表（八訂）増補2023年」を根拠にしています。

たくみ先生式

Part 1

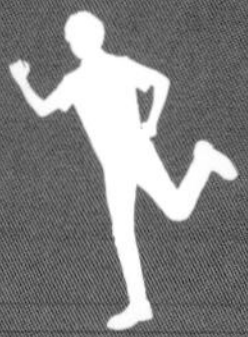

食べすぎダイエットの心得と基本

さあここからなぜ食べすぎでもやせられるのか、
その理論である「心得」と、
実践方法を具体的に説明していきましょう。
まずは僕がなぜこのダイエット方法を広めようと思ったのか、
その思いを僕の体験とともにお伝えします。

食べすぎダイエットの極意❶

やせたい人の常識「3大あるある」をなしに！

運動・筋トレをする→なし！

健康のためには適度な運動や筋トレも必要ですが、体重を落とすための無理な運動や筋トレは不要です。

がまんする→なし！

食べたいものをがまんして、食欲と闘う生活……。続くはずはありません。がまんするから、リバウンドするんです。

食事を抜く→なし！

夕食抜き、炭水化物抜き。これ、一生続けられませんよね。続けられないことをしてもリバウンドを繰り返すだけです。

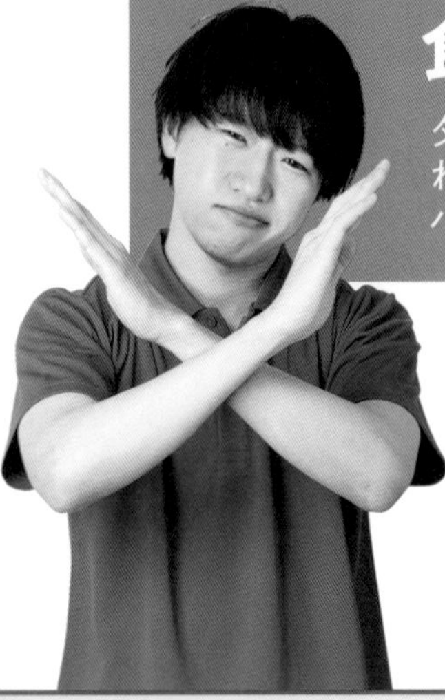

まずは「ダイエット＝がまん・つらい」という概念を捨ててみましょう！

がまんばかりのつらいダイエットは もうやめましょう！

僕が推奨するダイエット法は、**❶無理な運動や筋トレをしない、❷がまんしない、❸食事を抜いたり、極度な糖質制限をしない**ことが基本の「き」です。

「そんなんじゃやせられないよ！」って？

いえいえ、この３つを「あるある」にするから、**むしろやせられない**んです。

めちゃくちゃ運動をがんばって、食事を抜いて、食欲と闘って……。

これらはすべてリバウンドの原因。なぜなら、**一生続けられない**に決まっているからです。

「がまんしたから」「がんばったから」を言いわけに、つい高カロリーな食事に手を出す原因にもなります。

やせて、太って、やせて、太って……を繰り返すと、筋肉量が落ち、代謝が落ちて、**ますますやせにくい体**になってしまいます。

じゃあ、**続けられること**ってなんでしょう？

食べすぎダイエットの極意❷

たくみ先生式 魔法の食べすぎダイエット 3カ条!

❶ 間食をしっかりとる

おなかがすいたら、上手に間食や夜食をとりましょう。ただし、太りにくいもの、やせる効果のある食材を選びましょう。

❷ 朝と昼は炭水化物をしっかりとる

炭水化物は体を動かす大切なガソリンです。ごはんなどの炭水化物は、朝食、昼食でしっかり補給しましょう。

❸ 3食ともたんぱく質をしっかりとる

朝、昼、晩と、肉、魚、卵、豆類などのたんぱく質をしっかりとりましょう。

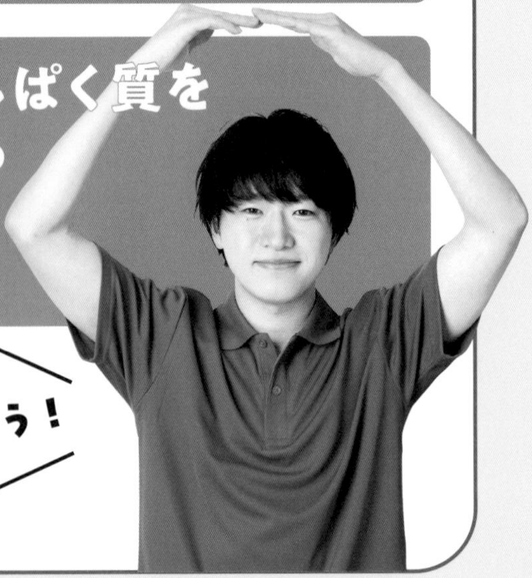

しっかり食べてやせましょう!

1 間食を「上手に」利用しよう！

僕のダイエットでは、**「食べること」**を大切にしています。
だから、食事はしっかりとることを推奨しています。
ただし、右ページの3カ条のように、食べ方や食べるものは少し変えましょう。そして、それを習慣にしてほしいんです。

まず、**間食をとる**こと！
やせたいなら、間食はしないほうがいいに決まっていますよね。
でも、がまんできずに脂質や糖質たっぷりのスナック菓子やスイーツに手を出してしまうくらいなら、体にいいもの、ダイエットに役立つものを食べたほうがまし。**食欲をコントロールしたり、栄養素を補ったりする**意味で、最初から間食（あるいは夜食）を上手に利用すればいいんです。
おなかがすいたら、がまんせずに食べましょう。この本では、おなかがすいたときに「食べてもいいもの」をたくさん紹介しています。
間食って、実はやせる近道なんです。

「食べても太らない!」間食の心得

200kcal程度を目安に

200kcalならお菓子だってOK。200kcalで心も体も満足できるおやつを見つけるのも楽しいですよね。

時間を決める

間食といっても「だらだら食べ」はNG。食後、15時、21時など時間を決めておきましょう。

「何を食べるか」を意識する

何を食べてもいいけれど、できれば、洋菓子よりも和菓子など、脂質が低く、たんぱく質が多いものを選びましょう。

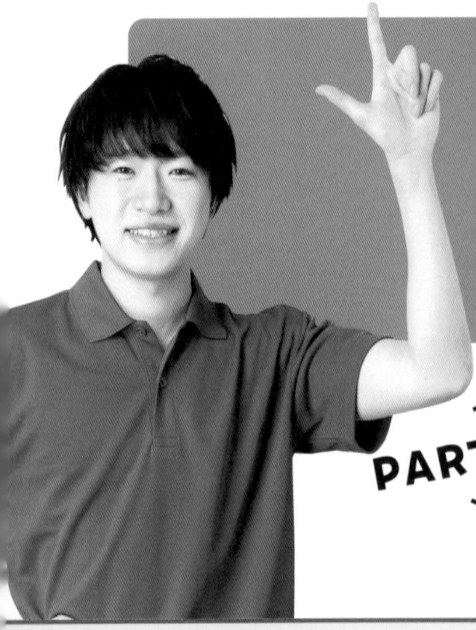

PART2(39ページ)から紹介するやせレシピも活用してください!

2 夜だけは炭水化物を控えて！

間食（もう1品）のヒントをたくさん紹介します

間食は２００kcalが目安です。これは農林水産省・厚生労働省が作成した「食事バランスガイド」（平成17年）で示されている「楽しく適度に菓子類や嗜好飲料を楽しむ目安」の量。原則何を食べてもいいですが、できるならチョコレートやクッキーなど、高脂質の食品は避けましょう。ただし食べる時間は決めて。**PART2から紹介するレシピ**の中から２００kcal程度のものを選んで、試してみてください。

朝食、昼食では炭水化物をしっかりとりましょう。
次に、**夜だけ**は炭水化物（ごはん、パン、めん類など）を少なめにしてください。朝食、昼食、間食をしっかりとっていれば、夜の炭水化物を減らしても、**さほど空腹感はありません。**逆に朝食、昼食を減らすと、おなかがすいて夜にどか食いをするハメになります。
朝と昼にとった炭水化物は、エネルギーとなって代謝を上げてくれますから、むしろ食べたほうがいいんです。

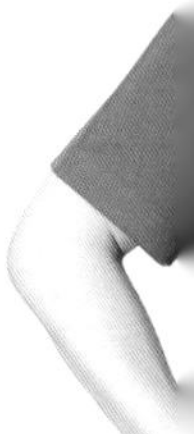

「一日3食＋もう1品」でやせていこう！

夕食

ルール

「たんぱく質」
をしっかりとる
「炭水化物」
は控えめに

昼食

ルール

「炭水化物」
＋
「たんぱく質」
をしっかりとる

朝食

ルール

「炭水化物」
＋
「たんぱく質」
をしっかりとる

＋

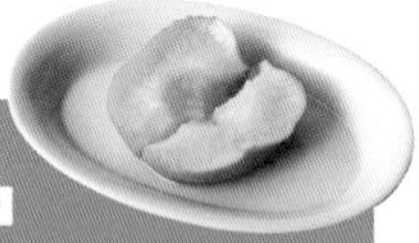

もう1品

間食、夜食、食後
など

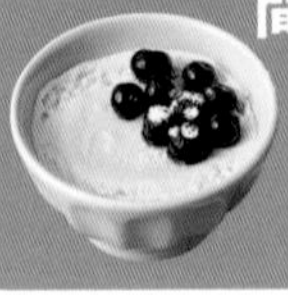

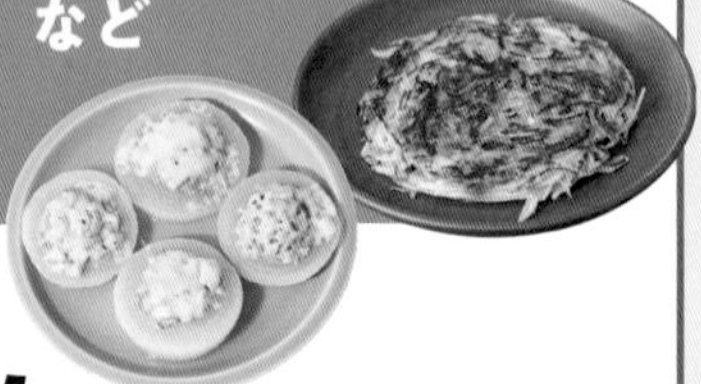

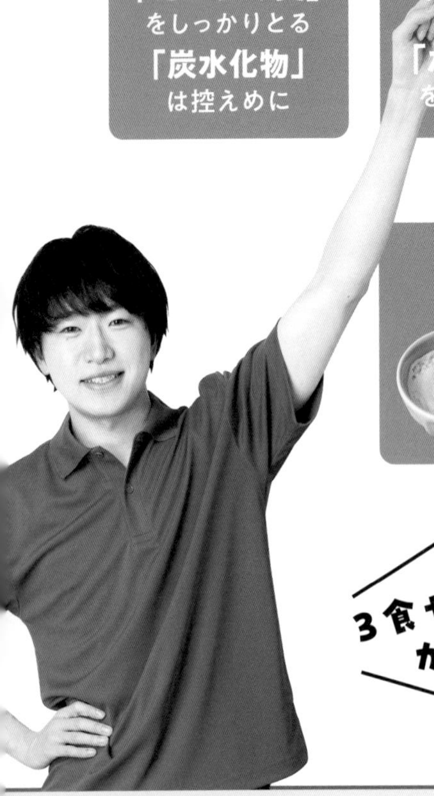

3食＋1品だから、
がまんせずに続く！

3 たんぱく質はあえて量を食べて!

一日4回食べられるダイエットです

ダイエット中だからこそ、朝・昼・晩の3食とも、肉や魚、卵、とうふ、納豆など、**たんぱく質はあえて多め**にとってください。たんぱく質をたっぷりとることで、**食欲を抑えるホルモン**が分泌され、満腹感を得られて食べすぎ防止になります。筋肉や骨を作るたんぱく質をしっかりとることで、**代謝アップ効果**も期待できます。

ここまで紹介してきたように、**一日3食+もう1品(間食)**をベースに、食生活を変えてみましょう。

夕食の炭水化物だけは控えてほしいのですが、間食ができるので、ダイエットのつらさはありません。仕事などの都合で間食をしないという人は、そのぶん**夜食や食後に「もう1品」を加えてもOK**。食べるのが好きな人は、楽しくダイエットができます。

朝食、昼食、夕食は、**30~33ページで紹介する12の食材**を参考にとり入れてみてくださいね。

ダイエットで
人生を変えた
僕の話

実は、昔の僕はコンプレックスの塊でした

ダイエットって、
ただやせるだけじゃない。
自分の内面を変えて、
人生を好転させるきっかけになる
ポジティブな習慣なんです！

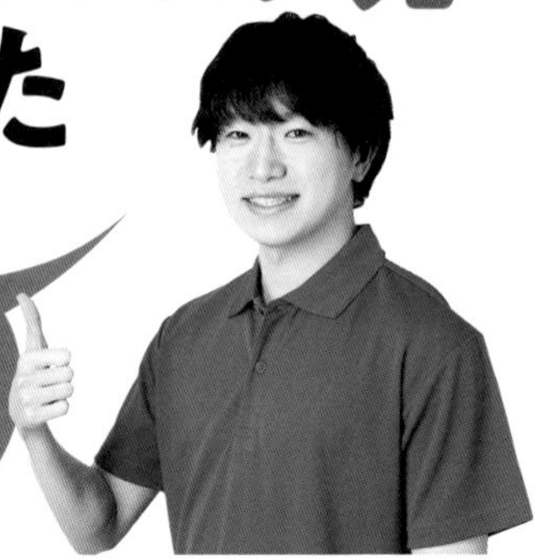

次ページ右の素朴な少年の写真。

これ、学生時代の僕なんです。

僕は、外見がすべてだなんて思ったことはありません。でも、当時の僕は、自分に自信がありませんでした。

なぜなら、**「自分には何ひとついいところがない。何も魅力がない」**と思っていたから。

周りの友人は、少しくらい太っていてもおもしろかったり、イケメンとまでは言えなくても頭がよかったり、リーダーシップがあったりと、魅力がありました。

でも、自分には何もない。

クラスの中心人物でもなく、おもしろい話ができるわけでもない。もちろん外見がいいわけでもない。**見た目も中身もダメじゃんって……**。まさにマイナスのループ！

何か自分が変わるきっかけはないだろうか……。

太っていて自信がなかった僕は、ダイエットを始めました。

After

自分に自信が持てるようになりました！

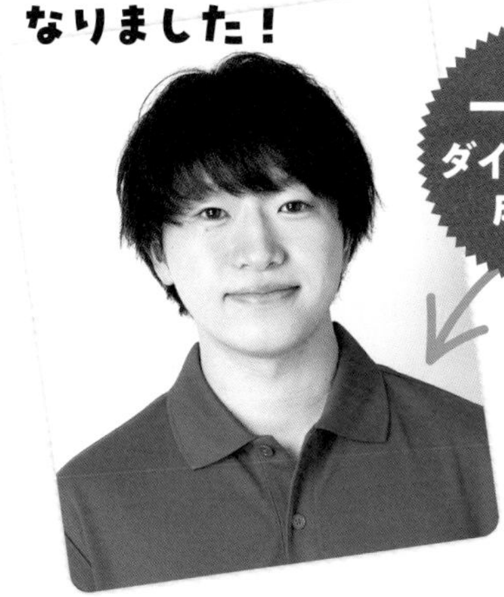

−7kgのダイエットに成功！

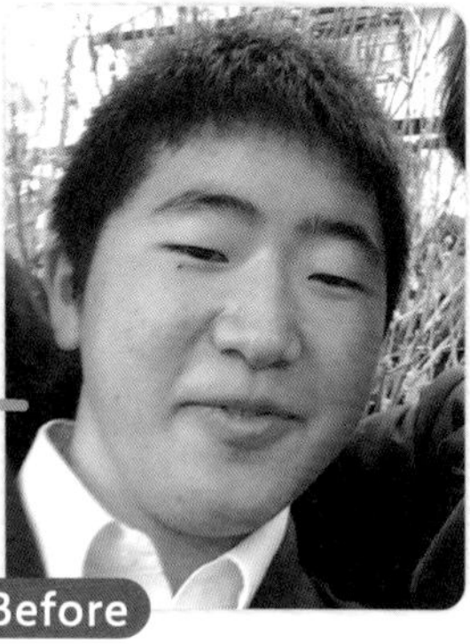

Before

外見も内面もダメだと思っていた僕……

少しずつですが体重が減って、周りから**「やせたね」「かっこよくなったね」**と変化を認めてもらえるようになりました。

そのうちファッションや美容にも興味が出て、だんだん自分を磨くことが楽しくなっていきました。すると不思議なことに、**自分の内面にもだんだん自信が持てるようになっていったんです。**

僕は「やせた自分」ではなく、**「ダイエットを続けて結果を出せた自分」**に、自信が持てたんだと思います。

その結果、**自分の意見が言えるようになったり、行動力がついたり**と、プラスのループが回り始めました。

もう一度言いますが、僕は、外見がすべてだなんて思っていません。でも、体形のせいで自分に自身がもてないなら、ダイエットにチャレンジしてみませんか？　**人生が変わるきっかけになりうるのが、ダイエット**だと思っています。

「なぜ太る?」一日の食事をたくみ先生が診断

あなたの食事、「ここ」を変えてみよう!

CASE① 間食してないのにやせません

会社勤めで朝は時間がなく、さほどおなかもすかないので、朝食は抜いています。午後は飲み物を飲む程度で、お菓子などは食べていないのに、全然やせないのはどうしてですか?

現状

起床

朝食 → なし

朝は忙しいのでブラックコーヒーを飲むくらい。

950kcal

昼食 → 定食(ごはん、みそ汁、ハンバーグなどのメイン、サラダ、小鉢)

朝食を抜いているから、昼はしっかり。ハンバーガーやカレーセットみたいなパターンでも一応サラダはプラス。

150kcal

間食 → カフェラテ

お菓子は食べないけど、午後はカフェラテやカフェモカを1杯だけゆっくり飲む。

850kcal

夕食 → 同僚と軽く飲みに行く(ビール2杯、串揚げ、肉じゃが、揚げだしどうふなど)

合計 1950kcal

炭水化物は食べていないし、ビールも2杯で抑えて、ヘルシーな和食を選んでいるつもり。

就寝

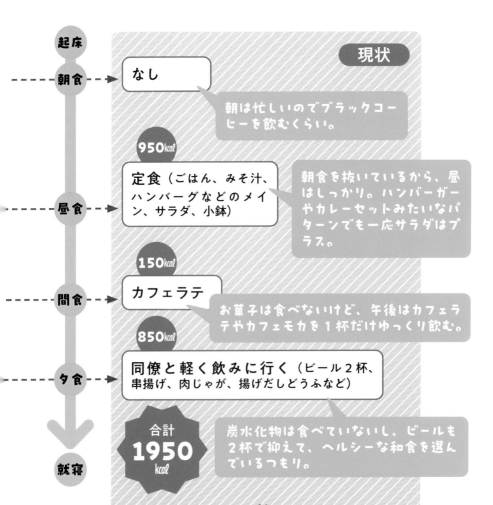

たくみ先生のアドバイス

ランチはコンビニの「やせセット」を

朝食を抜いてしまうと、どうしてもランチはがっつりメニューになりがち。むしろ朝食を食べたほうが、お昼のどか食いを防げます。昼はコンビニエンスストアでバランスよくそろえましょう。居酒屋メニューも、揚げ物や炭水化物、甘めの味つけのものを避ければ怖くありません。

たくみ先生の提案

330kcal

卵かけごはん（ごはん100g）、納豆

忙しい朝でも、TKG＋納豆なら無理なくできるはず。 炭水化物＋たんぱく質をしっかりとってパワーチャージ！

450kcal

- おにぎり1個（具はなんでもOK）
- ゆで卵
- ミニサラダ
- ヨーグルト

コンビニでも、ごはんの炭水化物と卵のたんぱく質、野菜もとれて、さらにデザートがわりのヨーグルトで満足感アップ！

ここがポイント！
ランチはコンビニで4つの「やせセット」を選ぼう。

73kcal

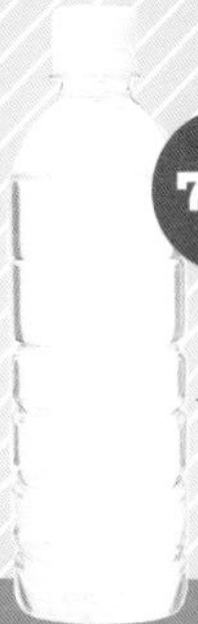

飲み物はりんご酢ドリンク（47ページ参照）を！

ここがポイント！
甘いカフェラテを飲む習慣をやめてみよう。

600kcal

ハイボール2杯、枝豆、焼き鳥、サラダ

お酒は糖質ゼロのハイボールを。おつまみは野菜やたんぱく質豊富なメニューを選ぼう！

160kcal

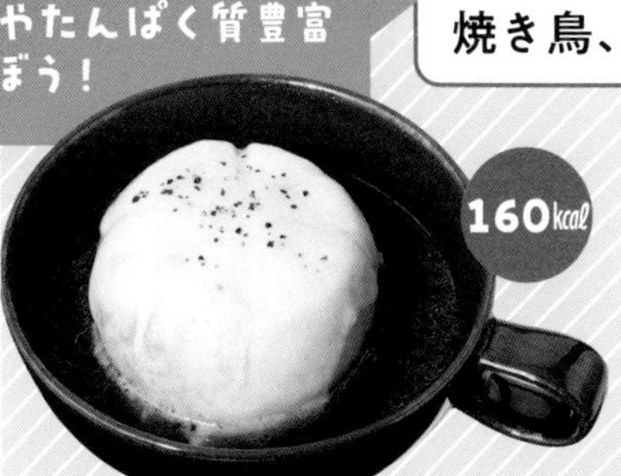

夜中に小腹が減ったら、まるごとオニオンコンソメスープ（57ページ参照）で満たされよう。

合計 1613kcal

「なぜ太る?」一日の食事をたくみ先生が診断

あなたの食事、「ここ」を変えてみよう!

CASE❷ ちょっとしか食べていないのに太るのはなぜ?

子育て中で大忙しの毎日。しっかり食事をとれる時間もないので「がっつり食べる」みたいなことは少ないのに、徐々に体重がふえているのはどうしてですか?

現状

起床

朝食 300kcal
トースト1枚（ジャム、バター）、コーヒー
子どもと夫優先で、自分は簡単にすませている。

間食 150kcal
個包装のお菓子数個
家事の合間にお菓子を少しだけ。食べすぎないように、個包装のものを選んでいる。

昼食 500kcal
冷凍食品のカルボナーラのパスタ
子どもが幼稚園に行っている間に簡単なものを。ママ友とランチに行くことも。

間食 150kcal
個包装のお菓子数個
午後もやっぱり、お菓子を少しだけ。食べすぎないように気をつけている。

夕食 800kcal
から揚げ（2～3個）、ポテトサラダ、ごはん（軽く1杯）、みそ汁
夕食は夫、子どもと食べるので抜きたくない。でも量は少なめにしているつもり。

合計 1900kcal

就寝

たくみ先生のアドバイス

食事にメリハリをつけてバランスよく

量は少なくても、「ちょこちょこ」「だらだら」食べていると意外に総カロリーが上がって、やせにくい体質に。夕食を家族と一緒にしっかりとるなら、朝は軽めにして一日のバランスをとりましょう。食事のメリハリをつければ、おやつだって食べて OK ですよ。

たくみ先生の提案

夕食をしっかりとるなら、朝食を軽めにしても問題ありません。

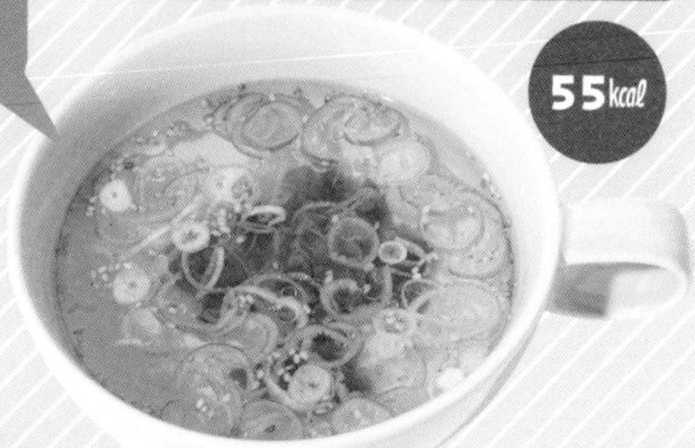

55kcal

朝は梅干し脂肪燃焼スープ（46ページ参照）を。

午前の間食はなくす

ランチのおつきあいは無理せず参加して OK。ランチで外食したら夕食のおかずをヘルシーにするなど、一日の中でバランスをとろう！

650kcal

ママ友ランチでナポリタンのパスタ

ここがポイント！
パスタを食べるなら、クリーム系は避け、トマト系をチョイス。

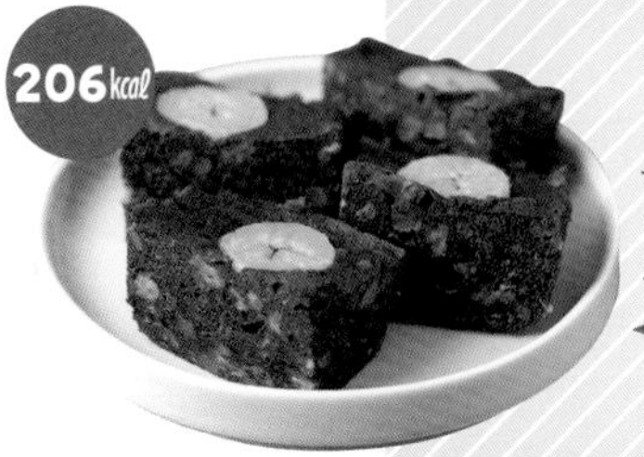

206kcal

甘いものがほしくなったら、バナナチョコブラウニー（102ページ参照）を。

揚げ物、糖質の多いポテトサラダなどを避けて、たんぱく質、野菜多めの夕食を心がけて。

600kcal

たらのムニエル、グリーンサラダ、ごはん（軽く1杯）、みそ汁

ここがポイント！
外食したら1食はヘルシーメニューに。

合計 1453kcal

夕食にもう1品、栄養満点のトマツナチーズ（78ページ参照）をプラスして満足感をアップ

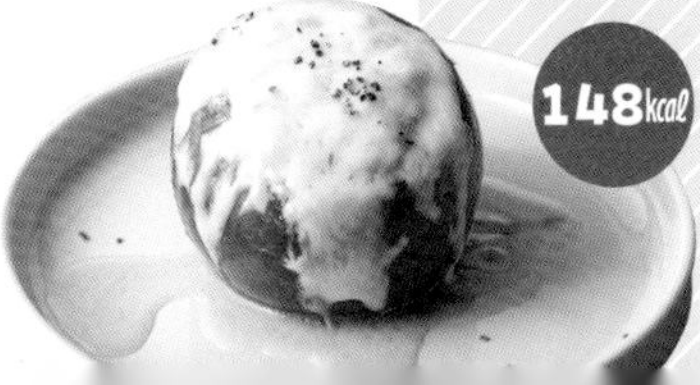

148kcal

これだけは常備しておきたい！

7つの魔法の食べやせ
＼神食材／

ダイエットの効率を高めるためには、エネルギー量が少なく、
代謝をよくするなどプラス作用のある食材を選ぶことが大切。
しかも、どこでも売っていて、安価で、使いやすいものでないと続きません。
そんな、おすすめの「神食材」を７つ紹介します。僕のレシピでも大活躍します！

血流をよくして
代謝を上げる万能食材

【玉ねぎ】

いろいろな料理に使える玉ねぎ。玉ねぎに多く含まれるケルセチンには、体脂肪を減らしたり、抗酸化と降圧作用があるとされます。また、玉ねぎに含まれるアリシンは、血流をよくして代謝によいといわれる成分です。

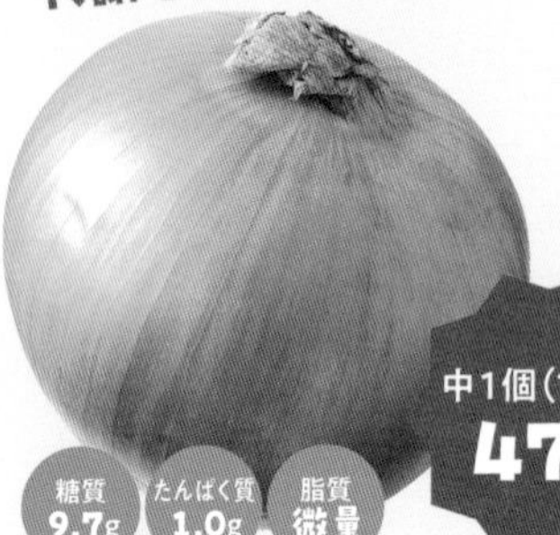

中1個（150g）
47kcal

糖質 9.7g　たんぱく質 1.0g　脂質 微量

ビタミンB群豊富で
脂質代謝効果に期待！

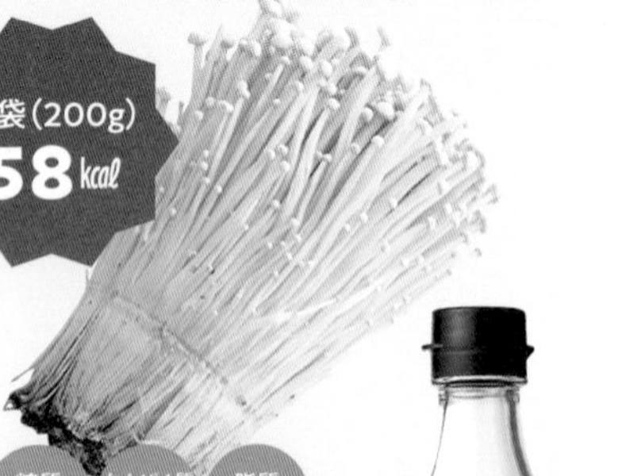

1袋（200g）
58kcal

糖質 6.3g　たんぱく質 2.7g　脂質 0.2g

【えのきだけ】

えのきだけに含まれるビタミンB_1は疲労回復、ビタミンB_2は脂質代謝によいとされます。また、キノコキトサンは脂肪をからめとり、便と一緒に排出してくれるという説も。価格が安定しているのもうれしいポイント。

酢酸が脂肪燃焼に
働きかけてくれる

【酢】

酢に含まれる酢酸は、脂肪を燃焼させ、内臓脂肪を減少させるという研究結果があります。さらに血糖値の上昇を緩やかにしたり、降圧作用も期待されるので、健康のためにもとり入れたい調味料です。

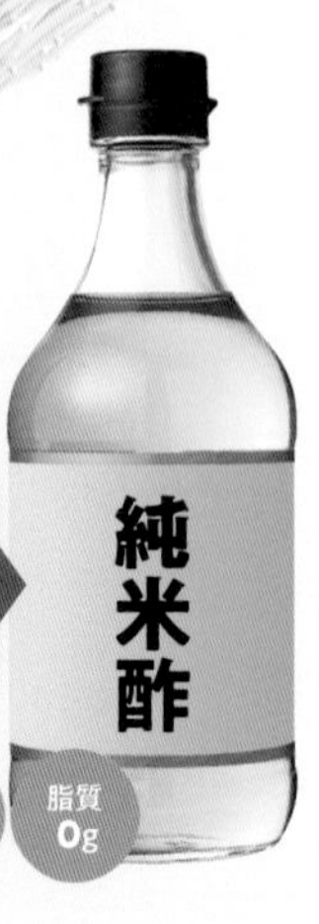

大さじ1
（15ｇ）
7kcal

糖質 0.4g　たんぱく質 0　脂質 0g

腸内環境をととのえ
免疫力を高める

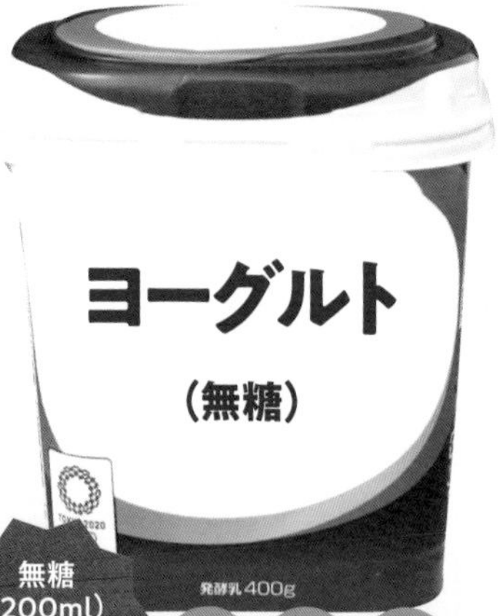

無糖
（200ml）
112kcal

糖質 9.8g　たんぱく質 6.6g　脂質 5.9g

【ヨーグルト】

ヨーグルトに含まれる乳酸菌が腸内環境をととのえ、お通じをよくしたり、免疫力を高めたりしてくれるとされます。また、低カロリーでたんぱく質がとれ、ビタミンやカルシウムなどの栄養素も補えます。

低カロリーで
しっかりたんぱく質がとれる

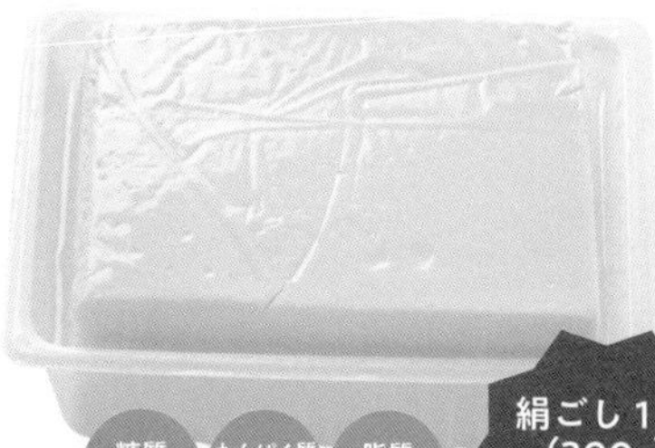

糖質 3.3g　たんぱく質 15.9g　脂質 9.6g

絹ごし1丁
（300g）
168kcal

【とうふ】

低カロリーで植物性たんぱく質が豊富に含まれるとうふは、ダイエット中も積極的にとりたい食材。原料の大豆には食物繊維・オリゴ糖も豊富です。

高たんぱく質・低脂質の
優等生食材

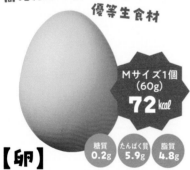

Mサイズ1個
（60g）
72kcal

糖質 0.2g　たんぱく質 5.9g　脂質 4.8g

【卵】

高たんぱく質・低脂質で栄養満点の卵は、鉄も含まれていてダイエットの強力な味方。お菓子やおかずなど調理の幅が広いのも魅力です。

リコピンの
「すごい」健康効果に注目！

中1個（150g）
29kcal

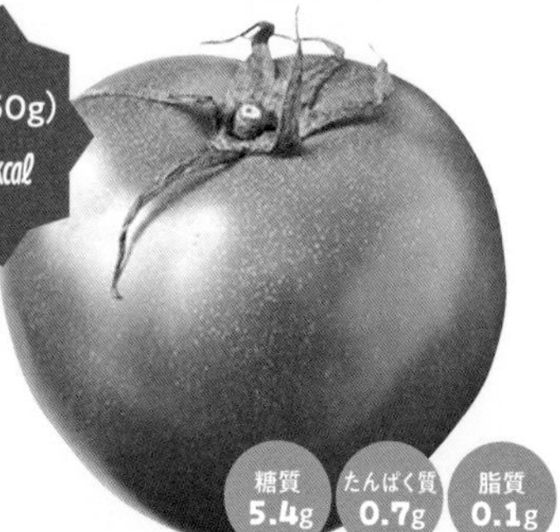

糖質 5.4g　たんぱく質 0.7g　脂質 0.1g

【トマト】

トマトに含まれるリコピンには、血流をよくして代謝を上げる効果、脂肪を蓄積しにくくする作用があるとされます。ほかにも強い抗酸化作用があり、美容と健康のためにも積極的にとりたい食材です。

いつもの食事にあえてプラスしたい！

5つの食べやせ＼おすすめ食材／

ダイエット中こそ、ふだん以上に健康や栄養状態を意識したいもの。
ここでは、ダイエットだけでなく健康効果も期待できる「あえて食べたい」
５つの食材を紹介します。

すぐれた食物繊維バランスで
腸内環境をととのえる

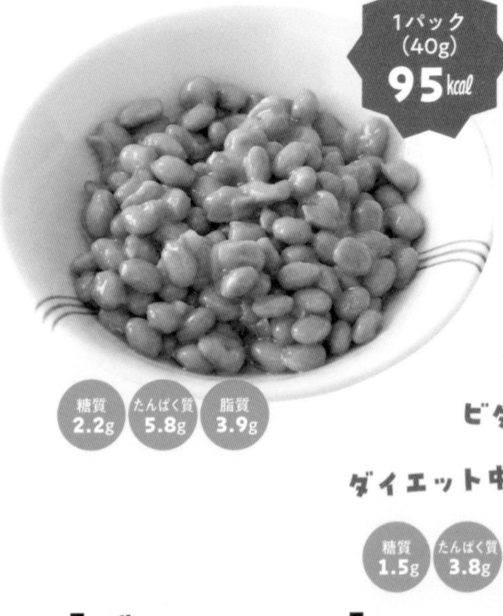

1パック
(40g)
95kcal

【納豆】

高たんぱく質・低脂質の納豆は、ダイエットに欠かせません。しかも腸内の善玉菌をふやしてくれる水溶性食物繊維と、腸の働きを活発にする不溶性食物繊維がバランスよく含まれています。ほかにも免疫力アップ、血栓の予防にも効果が期待できます。一日１パックを目安にとりましょう。

糖質 2.2g　たんぱく質 5.8g　脂質 3.9g

ビタミン、ミネラルなど
ダイエット中の栄養補給に

4房
(正味100g)
36kcal

糖質 1.5g　たんぱく質 3.8g　脂質 0.3g

【ブロッコリー】

ブロッコリーに含まれるビタミンＣはレモンの約３倍とか。ほかにも、葉酸、β-カロテン、食物繊維などがたっぷり入った、野菜の王様のような存在です。栄養が不足しがちなダイエット中は、意識的にブロッコリーをとるようにしましょう。

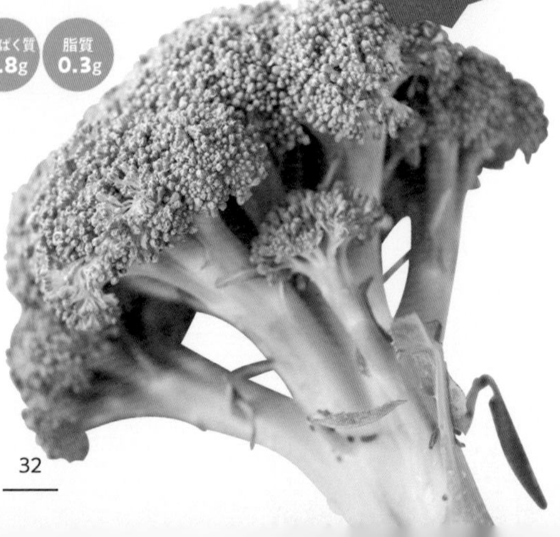

【バナナ】

むくみを解消するカリウム、お通じをよくする食物繊維が含まれるバナナ。甘くて腹もちがよく、満足感があるのでダイエット向き。おやつやデザートにとり入れてください。

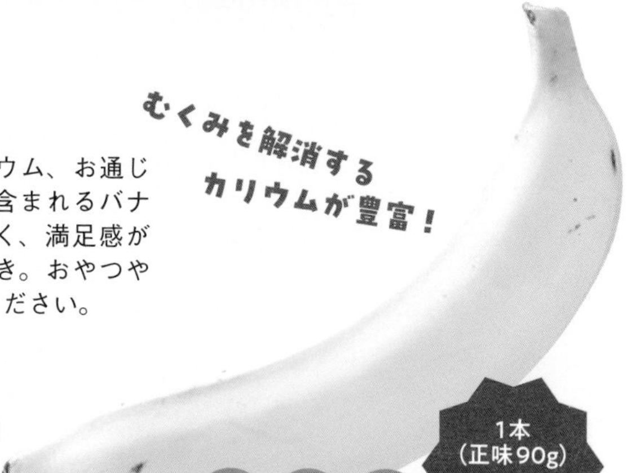

むくみを解消するカリウムが豊富!

1本（正味90g）**84kcal**

糖質 19.3g　たんぱく質 0.6g　脂質 0.1g

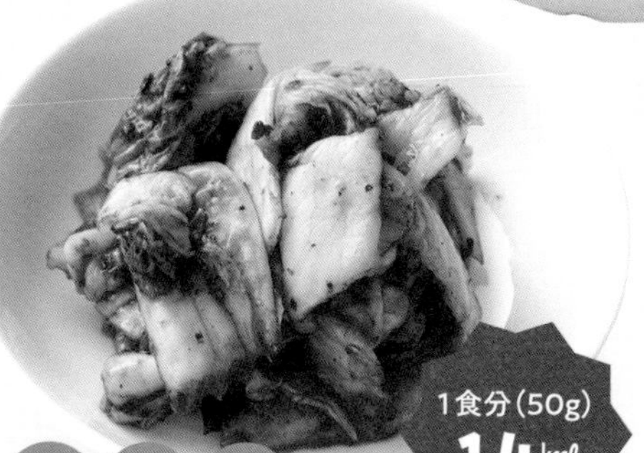

カプサイシン×発酵食品のダブルパワー

1食分（50g）**14kcal**

糖質 1.6g　たんぱく質 1.2g　脂質 0.1g

【キムチ】

キムチに含まれる辛み成分カプサイシンには、血流をよくして代謝や、脂肪燃焼を促す働きがあるとされます。しかも発酵食品なので、腸内環境をととのえてくれます。一石二鳥の効果があるキムチ、冷蔵庫に常備して積極的に食べましょう。

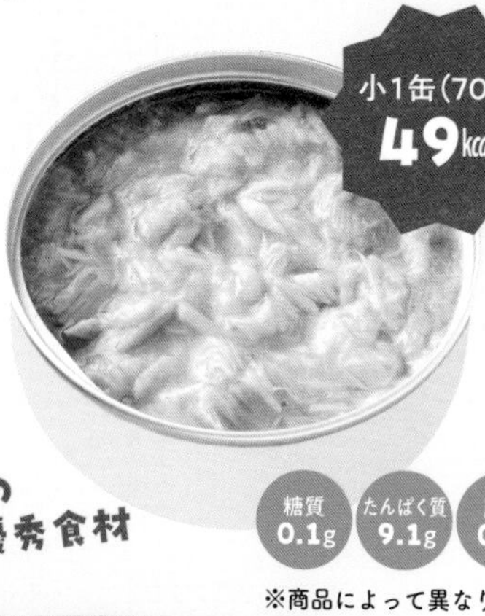

小1缶（70g）**49kcal**

糖質 0.1g　たんぱく質 9.1g　脂質 0.4g

※商品によって異なります。

【ツナ缶（ノンオイル）】

ノンオイル（水煮）のツナ缶は、高たんぱく質・低脂質・低炭水化物が実現できる、まさにダイエットのためにあるような食材です。サラダやあえものなど、調理の幅が広いのも◎。

まさにダイエットのためにある優秀食材

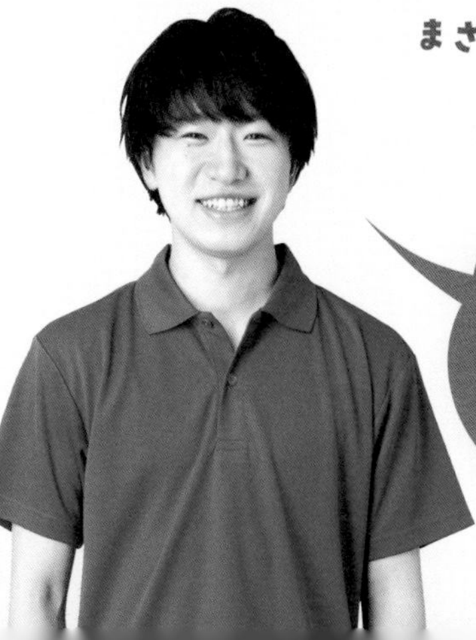

30～33ページで紹介した食材は、価格も手ごろで、手に入れやすいものばかり。常備して毎日の食事にとり入れてください。

みんなの「食べすぎダイエット」

食べるだけ 2カ月でこんなにやせた 6人のビフォーアフター

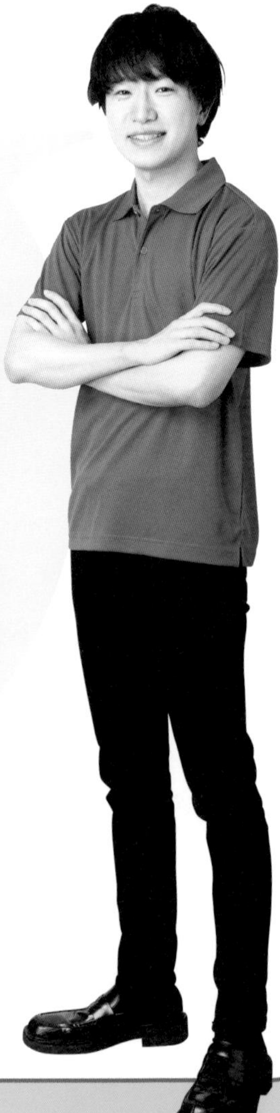

僕がダイエットアドバイザーとして指導した6人のダイエット体験談を紹介します。「食べすぎダイエット」を実践した2カ月間のビフォーアフターです。食べるだけで無理なく、自分らしく、結果を出すことができて、しかも継続できているんです。ダイエット後の体だけでなく、ポジティブな心の変化をとてもうれしく感じます。

今回は紹介できませんでしたが、女性だけでなく、男性の生徒さんもたくさんいらっしゃいます。

35 ～ 37ページに登場する6人の年齢は取材時のものです。

「ずっと続けられるダイエット」に出会えました

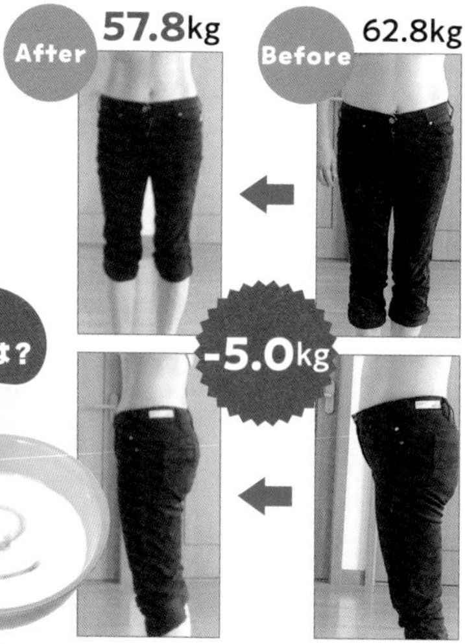
After
57.8kg
Before
62.8kg
-5.0kg

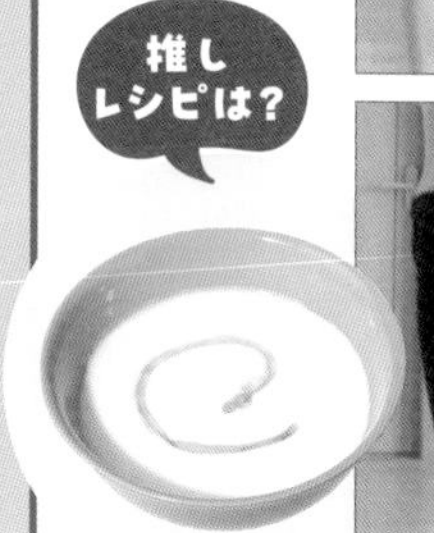
推し
レシピは？

深夜のホットヨーグルト→58ページ

すーちゃんママさん（44歳）

ダイエット決意の理由

「子どもの卒業式までにやせて、6年前に着ていた服を着る！」と決心。

どうやってやせた？

昼はごはん100gのおにぎりとサラダ＋肉（たんぱく質）に、半熟のゆで卵やゆでた鶏ささ身が大活躍しました。夜は家族と一緒に食事をとりますが、最初の５分間は炭水化物ではなく、野菜などのおかずから食べると決めています。

ダイエット後の変化

健康的なダイエットをしている実感があり、現在も続けています。たくみ先生の教えは私の健康人生そのもの！

「どうやってやせたの？」と何度も聞かれました

mihoさん（43歳）

ダイエット決意の理由

仕事のストレスで、食べまくり。以前履けていたデニムがはけなくなり、ダイエットすることにしました。

どうやってやせた？

忙しくても朝はたんぱく質をとるように、昼は納豆や卵などのたんぱく質＋野菜サラダがマスト。間食も和菓子や冷凍フルーツに。たんぱく質を意識するようになり、スーパーやコンビニで成分表示をチェックしています。

ダイエット後の変化

デニムもすんなりはくことができ、周囲の人たちから「どうやってやせたの？」と何度も聞かれました（笑）。

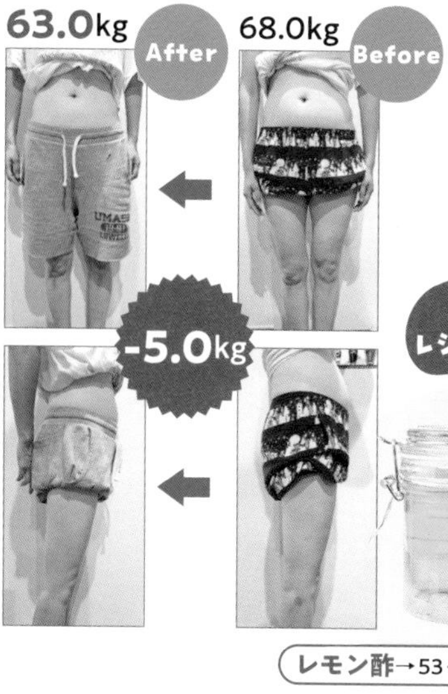
63.0kg
After
68.0kg
Before
-5.0kg

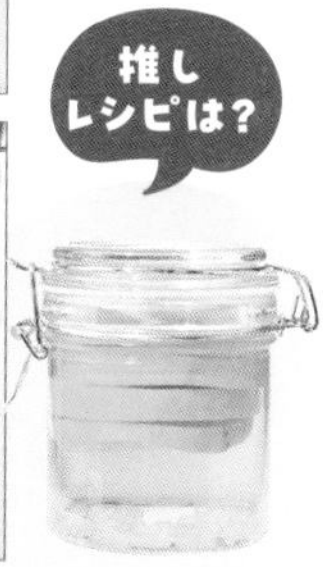
推し
レシピは？

レモン酢→53ページ

「食べすぎダイエット」だから、私にもできました

azwaさん（48歳）

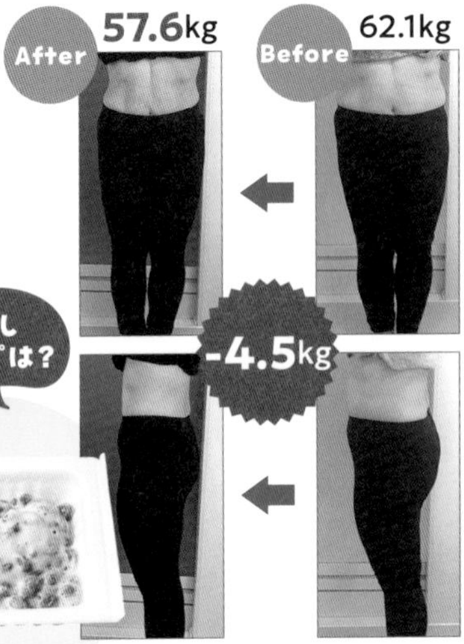
After
57.6kg
Before
62.1kg
-4.5kg

推し
レシピは？

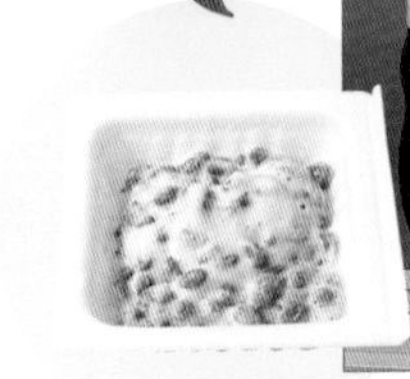

ふわふわ酢納豆→55ページ

ダイエット決意の理由

「食べすぎダイエット」なら私にもできるかもと思い一大決心。

どうやってやせた？

野菜とたんぱく質を意識してヨーグルト、豆乳、ゆで卵をとり、フルーツなども意識。職場でのランチにはゆで卵や酢キャベツを持参。外食時もコンビニで無調整豆乳を買ってたんぱく質補給を。夜は酢納豆＋キムチ、えのきだけのレシピを多用して、一緒にりんご酢ドリンクを。週に1度はごほうびデーで好きなおやつOKに。

ダイエット後の変化

サイズアウトした服が再び着られて動くのも楽になりました。

「つまみ食い」をやめて食生活を改善しました

R・Yさん（55歳）

ダイエット決意の理由

お酒が好き＆飲食関係の仕事で揚げ物などのつまみ食いで太りました。わき腹のはみ肉をなくしたい！と決意。

どうやってやせた？

まず、仕事中のつまみ食いをやめました。朝食にはヨーグルト、コーヒーなど、昼は酢納豆と卵入りのお味噌汁か、たくみ先生のスープレシピを利用。夕食は鶏肉（皮をとる）料理を増やして、毎日キャベツの千切りを食べる習慣を。

ダイエット後の変化

同僚や友人に「本当にやせた」「どうしたん？ めっちゃやせてる！」と気づいてもらえました。

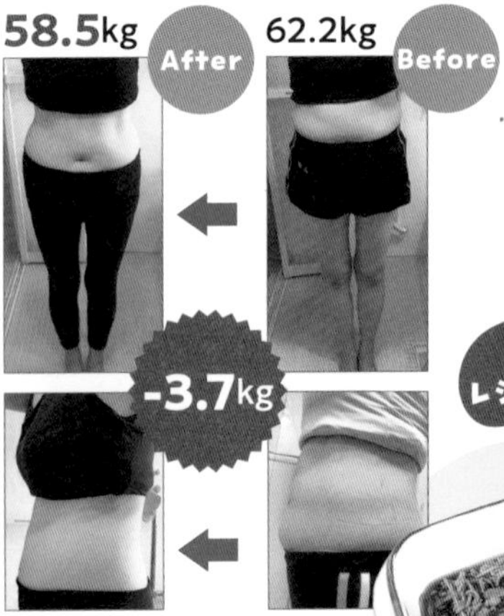
58.5kg
After
62.2kg
Before
-3.7kg

推し
レシピは？

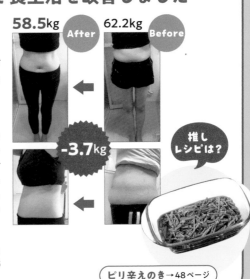

ピリ辛えのき→48ページ

しっかり食べられて、満足感のあるダイエット

max2kunさん（56歳）

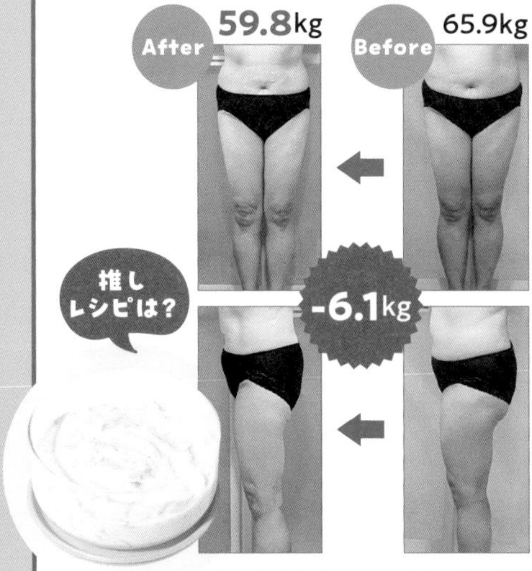

After
59.8kg
Before
65.9kg
-6.1kg
推しレシピは？

玉ねぎヨーグルトドレッシング→50ページ

ダイエット決意の理由

これまでダイエットとリバウンドを繰り返し、今度こそ「着たい服」を思いっきり楽しみたいと思いました。

どうやってやせた？

食事を減らすだけのダイエットはやめ、ごはんをちゃんと食べて満足感を得るように。ゆで卵、ブロッコリー、ツナ缶、納豆など手軽な食材が大活躍。油を減らすために、樹脂加工のフライパンや電子レンジ調理を活用しました。

ダイエット後の変化

年齢に関係なくチャレンジでき、周りから「やせた」とほめられました。がんばりすぎないのが、継続の秘訣！

成分表示の「脂質」に注目、食生活を変えました

Mさん（54歳）

ダイエット決意の理由

ある日友人からのLINEメッセージに「なんか丸くなった？」という文字が。われに返ってダイエットを決意。

どうやってやせた？

スーパーやコンビニでお惣菜などを買うときは、成分表示を確認して脂質15g以下のものを選ぶように。毎日のように食べていた揚げ物を減らし、サラダはマヨネーズをノンオイルドレッシングに、デザートも和菓子に変えました。

ダイエット後の変化

体が軽くなり、趣味のダンスがより楽しめるように。毎日が楽しくなって（笑）、ボクササイズも始めました。

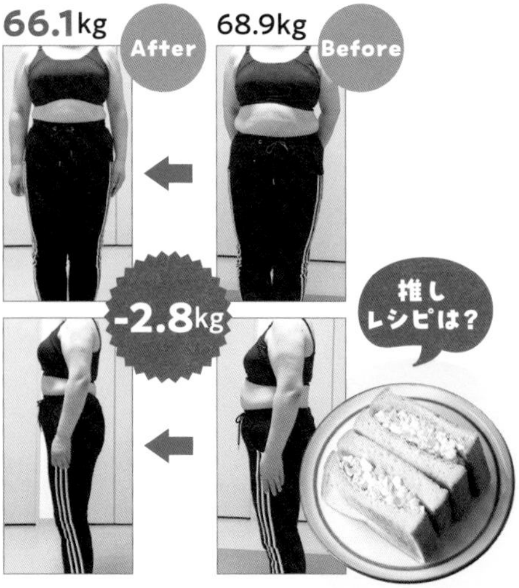

66.1kg
After
68.9kg
Before
-2.8kg
推しレシピは？

罪悪感なしの卵サンド→71ページ

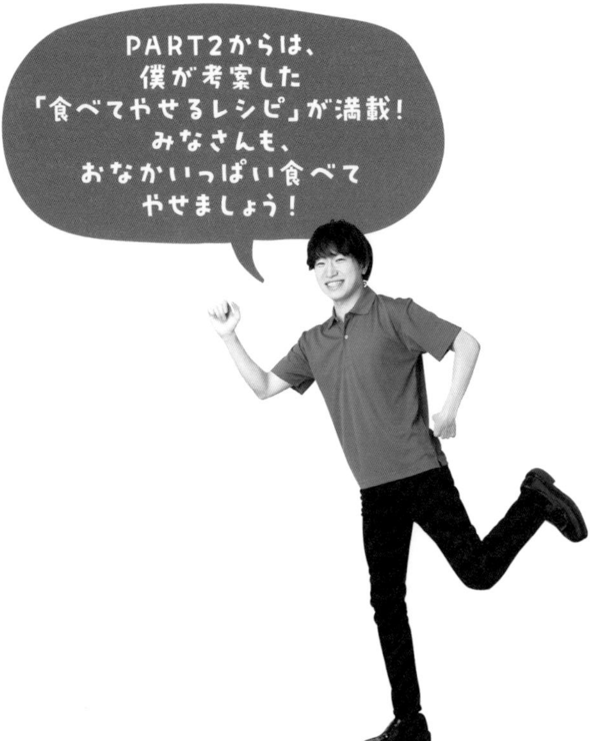
PART2からは、
僕が考案した
「食べてやせるレシピ」が満載！
みなさんも、
おなかいっぱい食べて
やせましょう！

たくみ先生式

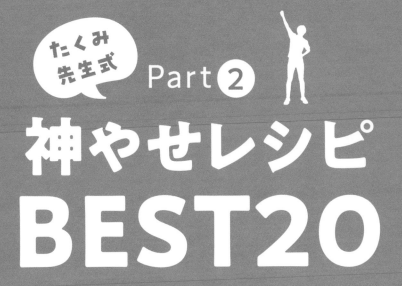

Part 2

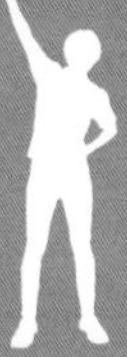

神やせレシピ BEST20

僕がこれまでSNSで紹介してきた多くのレシピから、特にいいね！が多かったレシピを20点選び、小腹満たし、ドリンクとスープ、作りおき、酢＋フルーツなど6つのテーマで紹介します。まずはこのレシピから試してください。

手軽にできる。だから続く！

「簡単」「おいしい」食べすぎOKのやせレシピを紹介します

PART2と、続くPART3では、30～33ページで紹介した神食材、おすすめ食材などを使って、おいしくて低カロリー（低エネルギー）※、しかも代謝アップや脂肪燃焼、腸内環境改善など、ダイエット効果が期待できる料理やドリンク、スープなどの「やせレシピ」をたくさん紹介していきます。

紹介するレシピには、3つの特徴があります。

- 身近な食材で作れる
- 時間がかからない
- 調理手順がシンプルで、簡単にできる

みなさんがついお菓子などをつまんで、間食してしまうのはどんなときでしょうか。
きっと「すぐ食べたい」ときだと思います。
いくら健康的で低カロリーのレシピでも、めんどうだったり、手間がかかったり、特別な食材が必要だったりすれば、つい手軽につまめるスナック菓子やインスタント食品に手を伸ばしてしまうでしょう。たとえ作っても「一度だけで終わり」。習慣になりません。
お菓子を買いおきするより、玉ねぎやえのきだけ、卵、ツナ缶を買いおきしましょう。
それらの食材で、すぐできるレシピを知っていれば、スナック菓子などに手が伸びにくくなるはずです。
だから、**すぐに何か食べたいとき、ものすごく疲れているときでも作れること**。これが僕のレシピの基本です。
「簡単」であることは「続けられる」ことの大きな要因です。
いろいろ試して、お気に入りのレシピをたくさんつくって、ダイエットに役立ててくださいね。

※「カロリー」は熱量の単位で、正確には「低エネルギー」ですが、わかりやすいよう「低カロリー」と表現します。

「もうちょっとだけ食べたい」
「お菓子に手が伸びそう……」

小腹が減ったときの強力な味方 4選!

低カロリーな本格中華

❶ あんかけぷるぷるとうふ卵

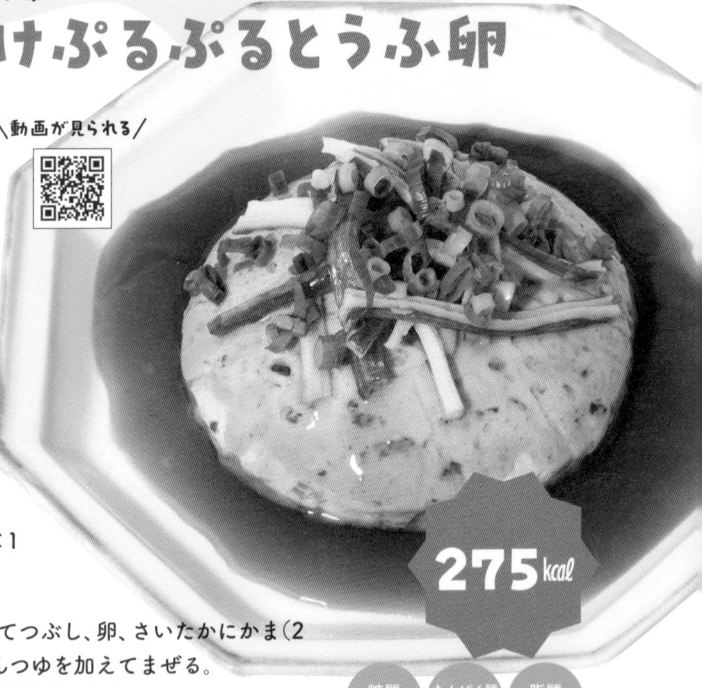

275kcal

糖質 22.4g　たんぱく質 20.6g　脂質 9.6g

【材料】（1食分）

\動画が見られる/

とうふ（絹ごし）…150g
卵…1個
めんつゆ（2倍濃縮）
…大さじ1
かに風味かまぼこ
…3本（1本15g）
青ねぎの小口切り…10g

A　水…大さじ2
しょうゆ…大さじ1
酢…大さじ1
砂糖…大さじ1
かたくり粉…小さじ1

【作り方】

① とうふはボウルに入れてつぶし、卵、さいたかにかま（2本）、青ねぎ半量、めんつゆを加えてまぜる。
② ①をラップを敷いた耐熱容器に入れる。
③ ②をラップをかけずに電子レンジで5分ほど加熱する。
④ Aの材料を別の耐熱容器に入れてまぜ、ラップをかけずに電子レンジで2分ほど加熱する。
⑤ 皿に③を盛り、④をかけ、残りの青ねぎとさいたかにかま（1本）をのせる。

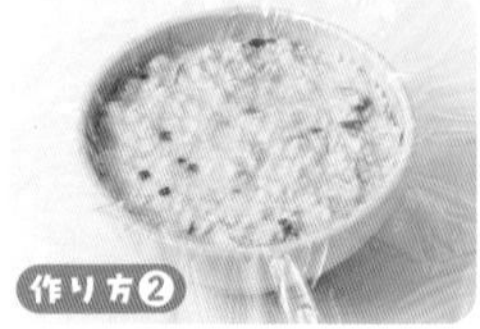

作り方②

ラップを敷いた器に具材を入れれば、洗い物も減る。レンジで加熱後、ひっくり返して盛りつける。

ワンポイント

甘酢あんとぷるぷる卵の相性がバツグン。身近な食材でできる、簡単&低カロリーな中華料理です。

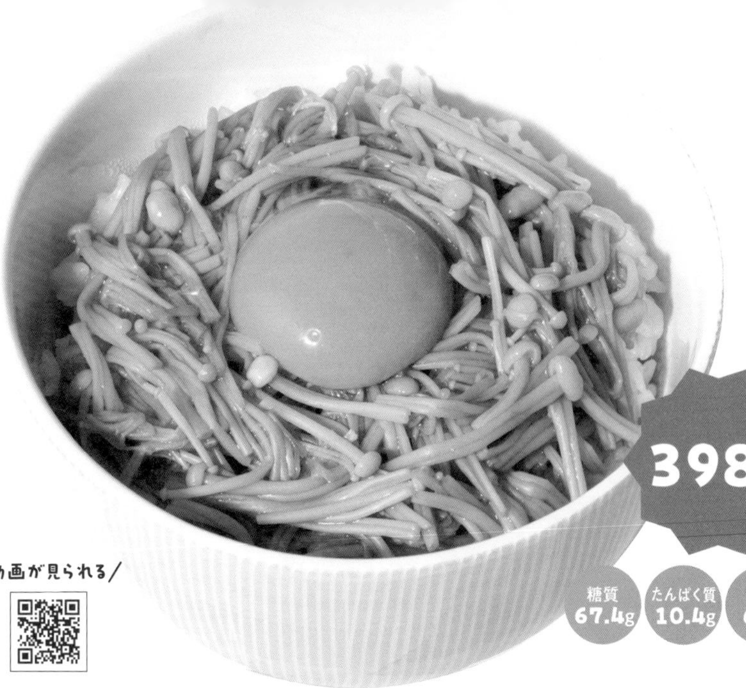

398kcal

糖質 67.4g　たんぱく質 10.4g　脂質 6.1g

＼動画が見られる／

えのきだけでこんなにおいしい

2 無限えのき丼

【材料】（1食分）

えのきだけ
…1袋（約200g）
めんつゆ（2倍濃縮）
…大さじ2
ポン酢しょうゆ
…大さじ1
あたたかいごはん
…150g
卵黄…1個分

【作り方】

1. えのきは半分に切る。
2. 1、めんつゆ、水大さじ4、ポン酢をフライパンに入れて火にかけ、5分ほど煮詰める。
3. 器にごはんを盛って2をのせ、卵黄をのせる。

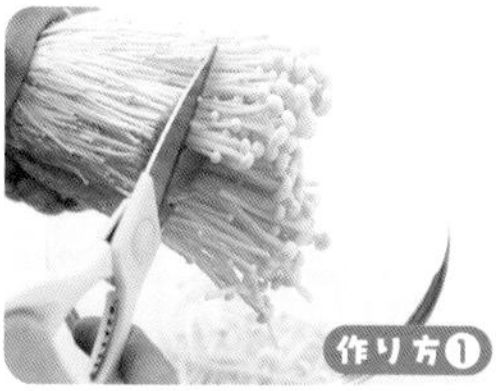

えのきをキッチンばさみで切れば、包丁いらず。

ワンポイント

内臓脂肪を減らすとされるえのきに含まれるキノコキトサンは、冷凍したほうが効率よく摂取できるので、下記の冷凍方法がおすすめ。

＼えのきだけの保存方法／

本書のレシピでもヘビロテのえのきだけは、冷凍保存しておくと栄養成分が摂取しやすく、使うのも便利です。食べやすい長さに切って、ジッパーつき保存袋に入れて平らにし、冷凍室に。【保存期間:3～4週間】

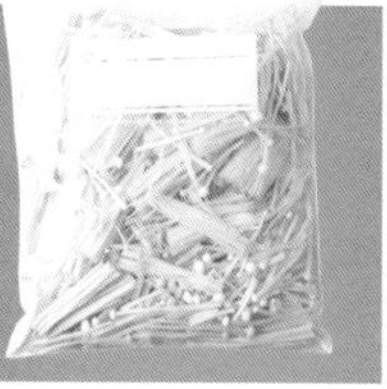

120kcal

糖質 16.9g　たんぱく質 2.5g　脂質 4.0g

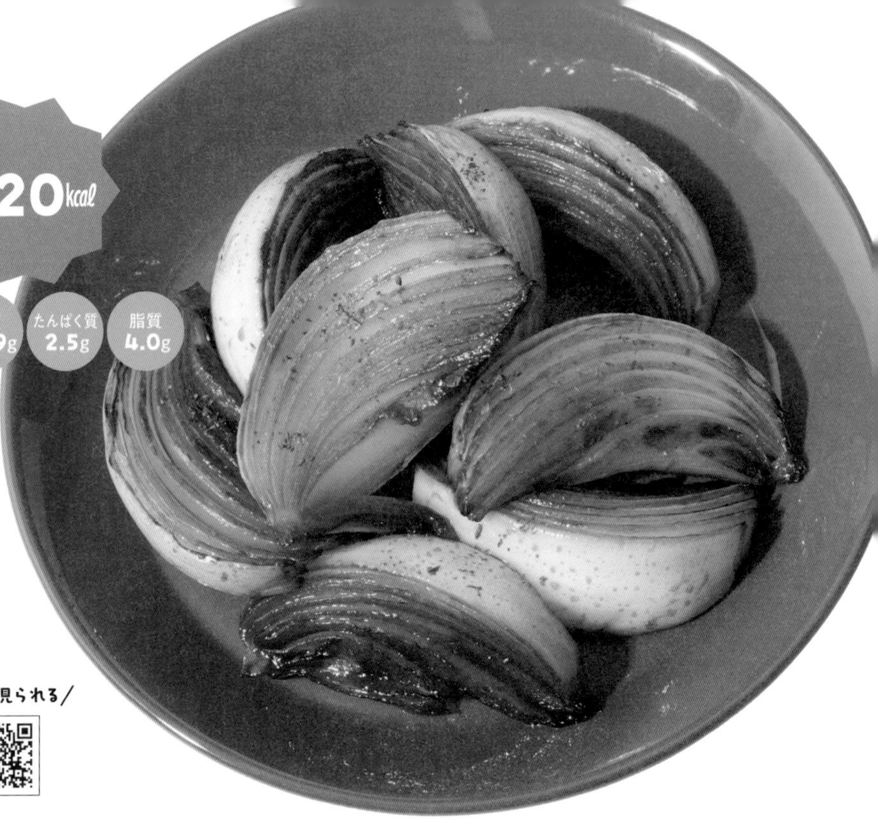

＼動画が見られる／

こんがり焼いた玉ねぎがごちそうに

❸ 玉ねぎのステーキ

【材料】（1食分）

玉ねぎ…1個

ポン酢しょうゆ…大さじ2

オリーブオイル

…小さじ1

ドライパセリ…少々

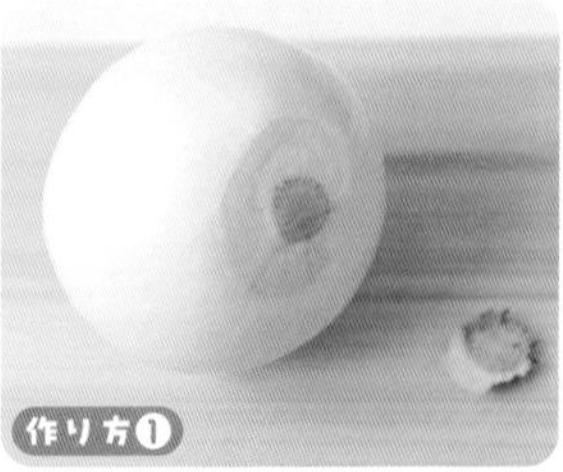

玉ねぎがバラバラにならないよう、つけ根の部分をぎりぎりで切る。

【作り方】

❶ 玉ねぎはつけ根の部分だけカットし、ラップに包んで電子レンジで2分ほど加熱する。

❷ あら熱がとれたら❶を8等分に切る。

❸ オリーブオイルを引いたフライパンに❷を入れ、両面にこんがりと色がつくまで焼く。

❹ ポン酢を加え、全体に絡める。器に盛り、ドライパセリを散らす。

ワンポイント

オリーブオイルに含まれるオレイン酸には、血中の悪玉コレステロールを減らす働きがあるとされます。

✦ レンチン調理で玉ねぎをおいしく

④ 玉ねぎの ツナチーズ

作り方②
加熱前。チーズを少しのせることで
コクがアップ。

【材料】（1食分）
玉ねぎ…1個
ツナ缶
　（ノンオイル・70g入り）
　…1缶

酒…大さじ1
ピザ用チーズ…15g

【作り方】

❶ 玉ねぎは4等分の輪切りにし、耐熱皿
　に並べる。

❷ 缶汁をきったツナをのせ、酒を振り、
　チーズをのせる。

❸ ラップをふんわりかけて、電子レン
　ジで6分ほど加熱する。

※加熱中に水分が出るので、少し高
さのある皿を使ってください。

玉ねぎは
日もちするから、
常備野菜としても
便利です

159kcal

＼動画が見られる／

糖質	たんぱく質	脂質
14.3g	13.0g	4.2g

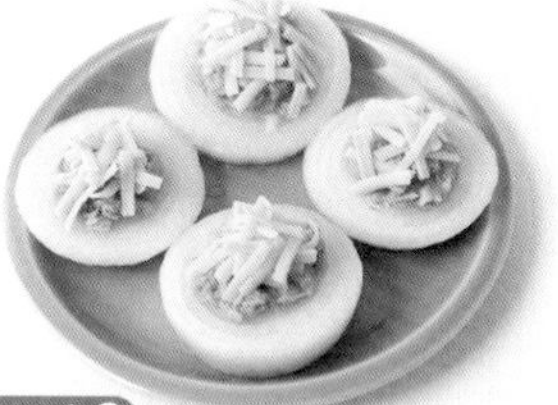

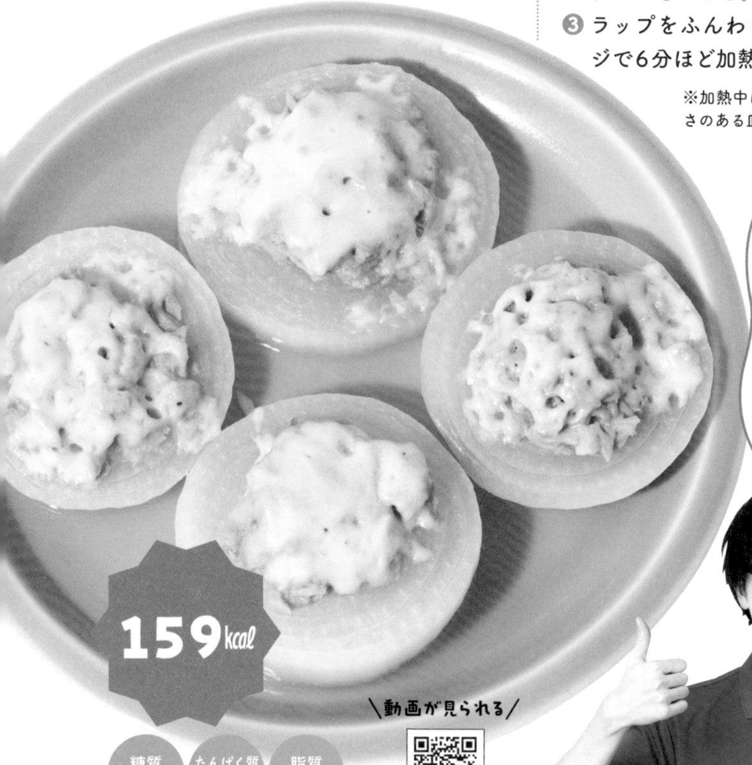

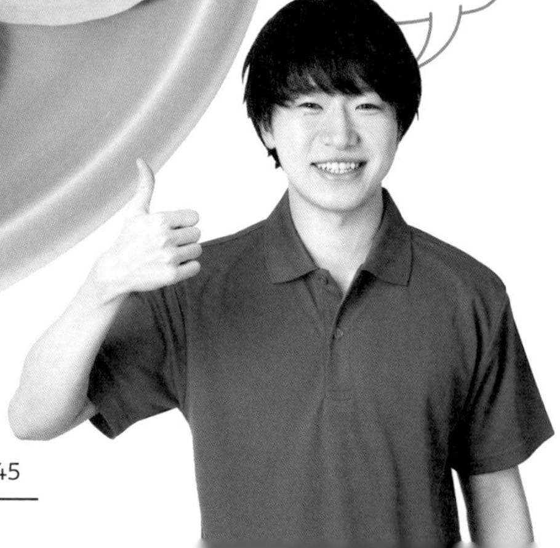

「ついジュースを飲んじゃう」
「水やお茶は苦手なんだよね」

ダイエット効果アップの最強ドリンクとスープ

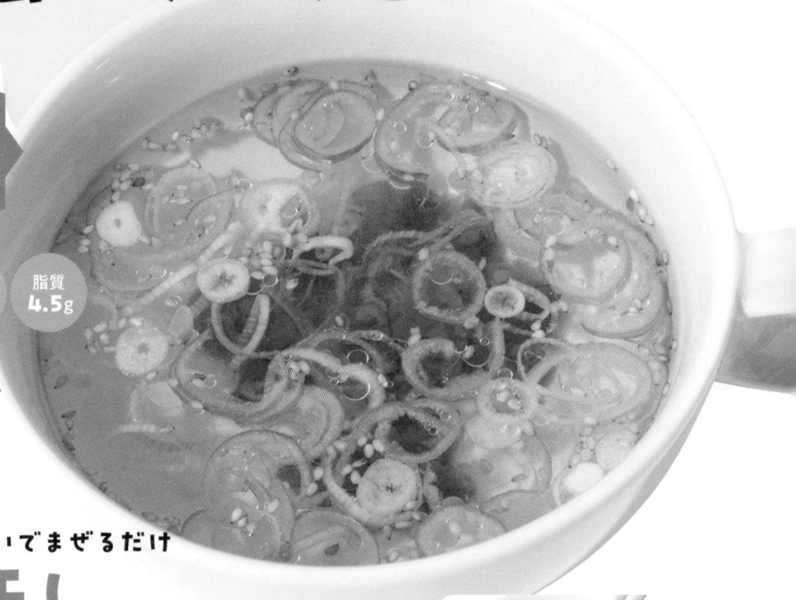

55kcal

糖質 2.4g　たんぱく質 0.8g　脂質 4.5g

＼動画が見られる／

お湯を注いでまぜるだけ

5 梅干し脂肪燃焼スープ

【材料】（1食分）

熱湯…200ml

A　梅干し…1個
　　白だし…大さじ1
　　酢…小さじ1
　　ごま油…小さじ1

いり白ごま…適量
刻みねぎ…適量

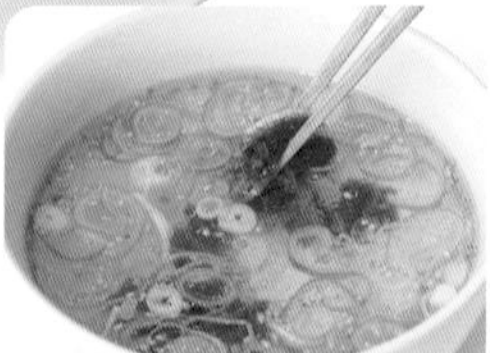

梅をつぶしてしっかりエキスを出すと、よりいっそうおいしい。

【作り方】

❶ Aをすべてカップに入れ、湯を注いでまぜる。
❷ お好みでごまや刻みねぎを散らす。

ワンポイント

ダイエットの味方・梅干しと酢を組み合わせたスープです。梅干しや酢の酸味が苦手な人でもおいしく食べられます。白だしがなければ、めんつゆで代用できます。

ペットボトルの水を使えばすぐできる

\動画が見られる/

6 りんご酢ドリンク

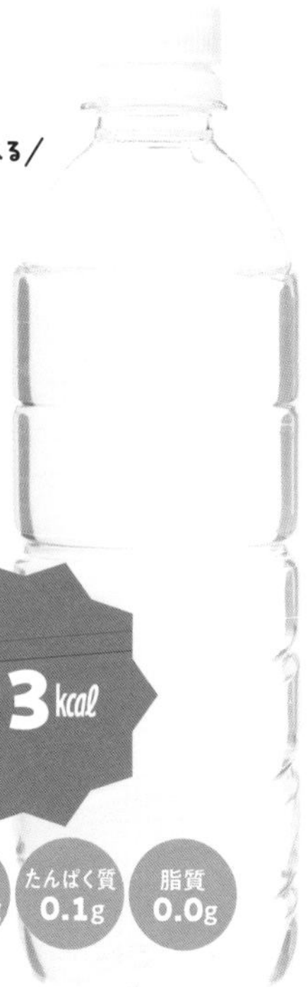

【材料】（1食分）

水（ペットボトル入り）
…500ml

A りんご酢…大さじ1
はちみつ…大さじ1

【作り方】

❶ あふれないように水を少し減らし、Aを加えてよくかきまぜる。

ワンポイント

りんご酢ドリンクは、食前に飲むことで血糖値の上昇を抑えたり、消化を助けてくれる効果あり。水を炭酸水にして、梅干しを加えるのもおすすめです。

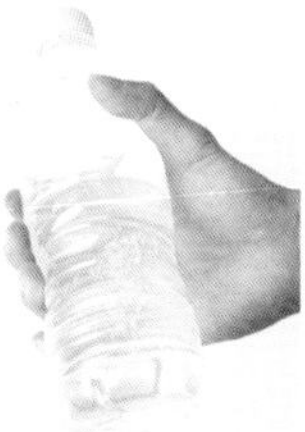

ペットボトルの水を少し減らしてからAを加えてシェイクすると簡単。

73kcal

糖質 17.6g　たんぱく質 0.1g　脂質 0.0g

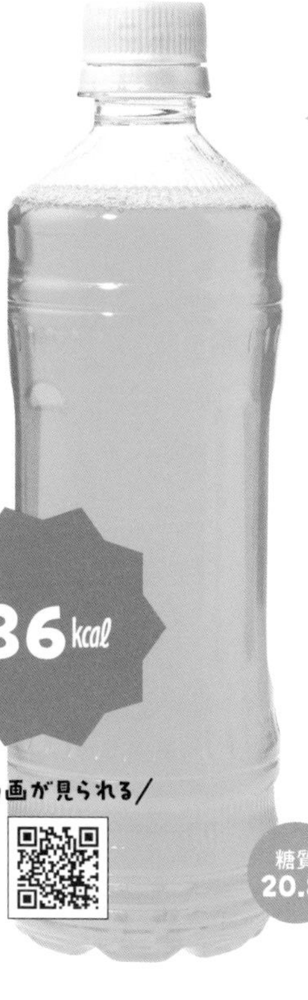

カテキン&ビタミンCをダイエットに生かす

7 レモン茶

【材料】（1食分）

緑茶（ペットボトル入り）
…500ml

A レモン汁…大さじ2
はちみつ…大さじ1

【作り方】

❶ あふれないように緑茶を少し減らし、Aを加えてよくかきまぜる。

ワンポイント

レモン茶はカテキン、ビタミンCがたっぷり。食欲を抑え、代謝もアップできそう。むくみ解消にも。

86kcal

\動画が見られる/

糖質 20.8g　たんぱく質 1.1g　脂質 0.0g

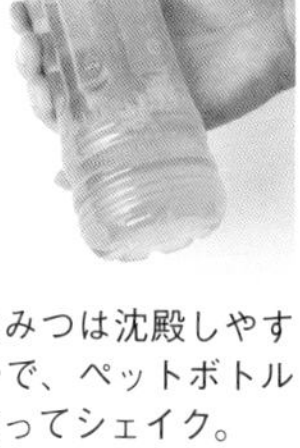

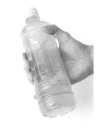

はちみつは沈殿しやすいので、ペットボトルを使ってシェイク。

「毎日料理するのだるい」
「今日はやる気が起きない」

常備したい作りおき5選！

しっかり味でおつまみにもなる

8 ピリ辛えのき

動画が見られる

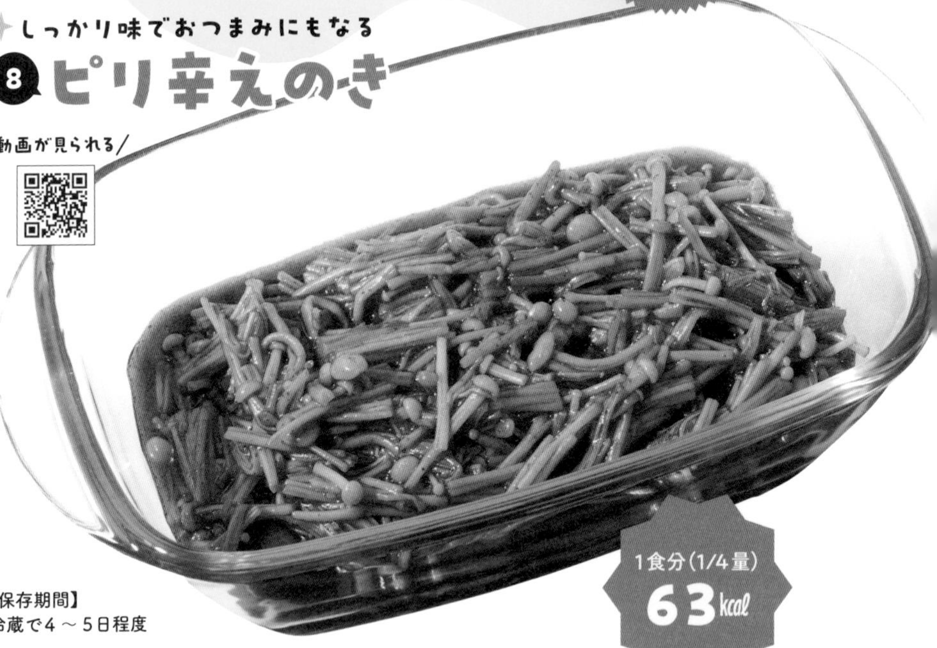

1食分（1/4量）
63kcal

糖質 6.7g　たんぱく質 1.3g　脂質 3.1g

【保存期間】
冷蔵で4～5日程度

【材料】（作りやすい分量）

えのきだけ…1袋（約200g）
酒…大さじ1
みりん…大さじ1
しょうゆ…大さじ1
ごま油…大さじ1
コチュジャン…大さじ1

【作り方】

1. えのきは食べやすい長さに切る。
2. ①を耐熱容器に入れ、残りの材料を加えてまぜる。
3. ラップをふんわりかけて、電子レンジで5分30秒ほど加熱する。

ワンポイント

ごはんのお供にぴったりのおかず。冷しゃぶ、とうふ、サラダなどにのっけても。

\動画が見られる/

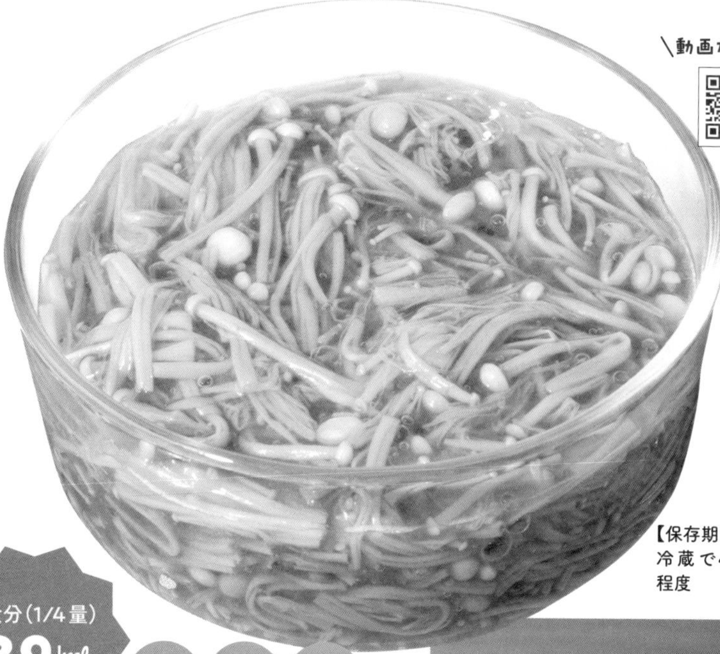

【保存期間】
冷蔵で4～5日程度

1食分（1/4量）
39 kcal

糖質 4.1g
たんぱく質 0.9g
脂質 1.0g

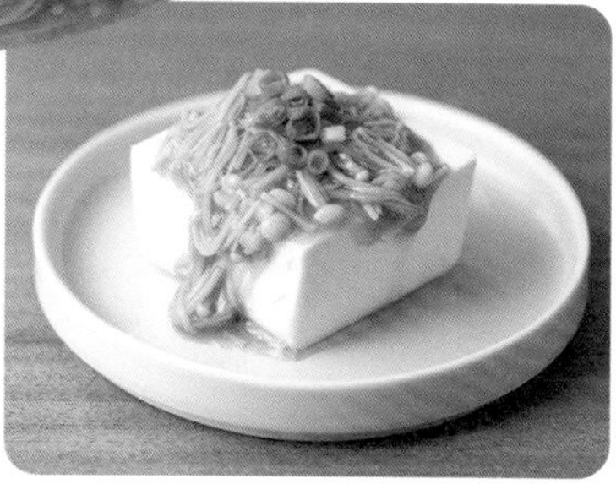

とうふにかけて、ねぎをのせてもおいしい。

サラダ、スープ……なんにでも合う

9 万能えのきだれ

【材料】（作りやすい分量）

えのきだけ
…1袋（約200g）

A
酒…大さじ1
しょうゆ…小さじ1
鶏ガラスープのもと
…小さじ1/2
オイスターソース…小さじ1

かたくり粉…大さじ1
ごま油…小さじ1

【作り方】

❶ えのきは半分に切る。
❷ かたくり粉は水大さじ2でといておく。
❸ ❶をごま油を引いたフライパンでいためる。
❹ しんなりしたら、A、水100mlを加え、少し煮詰める。❷を加え、とろみがつくまでまぜる。

ワンポイント

オイスターソースのコクがきいているたれです。ごはんやとうふにかけたり、スープにプラスしても◎。

ごまドレのコクで低カロリー

⑩ 玉ねぎヨーグルトドレッシング

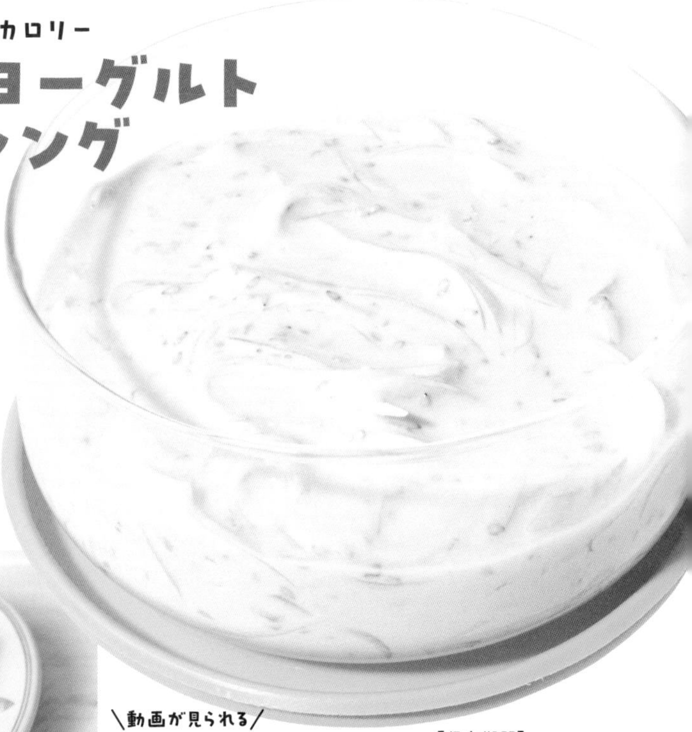

1食分（30g）
23kcal

糖質 1.8g　たんぱく質 1.0g　脂質 1.2g

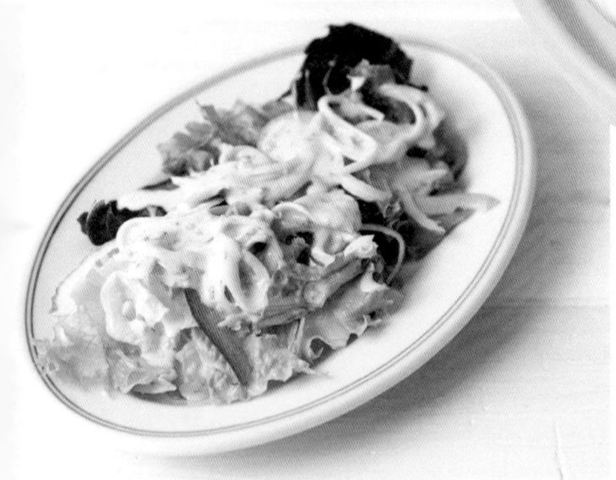

＼動画が見られる／

【保存期間】
冷蔵で3日程度

サラダ、冷しゃぶ、蒸し鶏などに合う。

【材料】（作りやすい分量）

玉ねぎ…1/4個

A　ヨーグルト（無糖）…100g
　しょうゆ…大さじ1
　レモン汁…小さじ1
　いり白ごま…大さじ1

【作り方】

❶ 玉ねぎは薄切りにする（スライサーでがおすすめ）。
❷ ❶を容器に入れ、Aを加え、まぜる。
❸ 冷蔵室で一晩ねかせる。

ワンポイント

玉ねぎとヨーグルトを使ったさっぱり味のドレッシングです。市販のごまドレッシングのように使ってみてください。ヨーグルトの酸味は感じません。

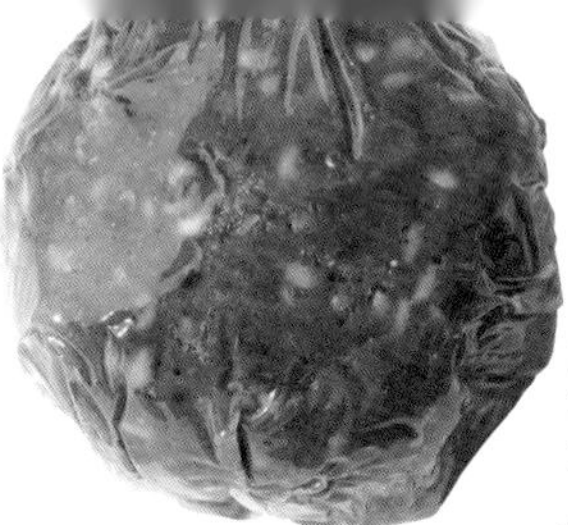

熱湯を注げばすぐにみそ汁

11 やせ玉

【保存期間】
冷蔵で1週間程度(冷凍なら1カ月程度)

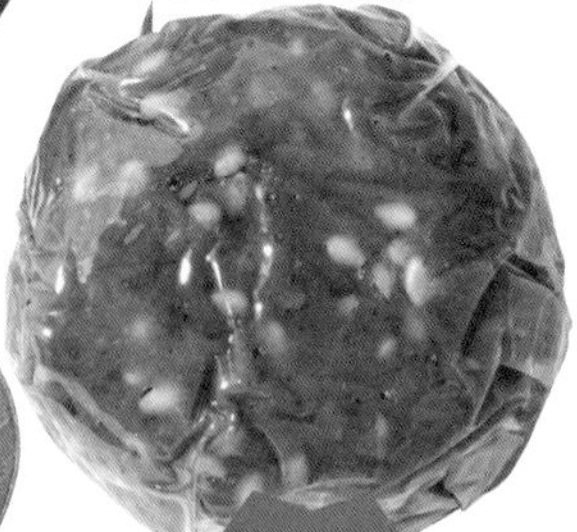

【材料】(2個分)

みそ…大さじ1と1/2
いり白ごま…小さじ2
かつお節…1袋(2g)

【作り方】

❶ 材料をすべてまぜ合わせる。
❷ 半量ずつをラップに包んで丸める。

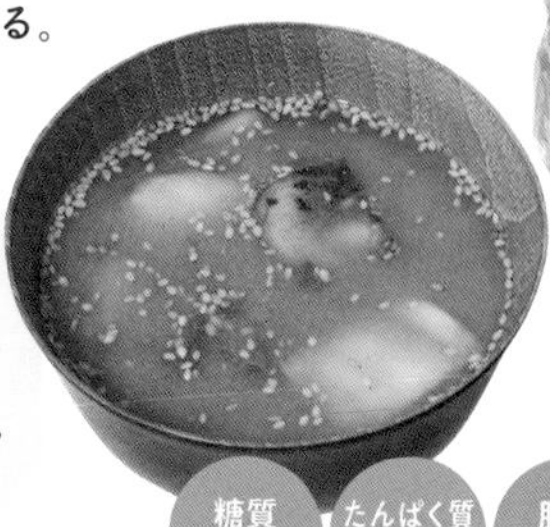

ワンポイント

発酵食品のみそは、ダイエット中にも積極的にとりたいもの。キムチ(20g程度)を加えれば、代謝アップも期待。

1個分 46kcal

糖質 2.5g　たんぱく質 2.7g　脂質 2.4g

＼動画が見られる／

夏にぴったりの低カロデザート

12 ベリーアイス

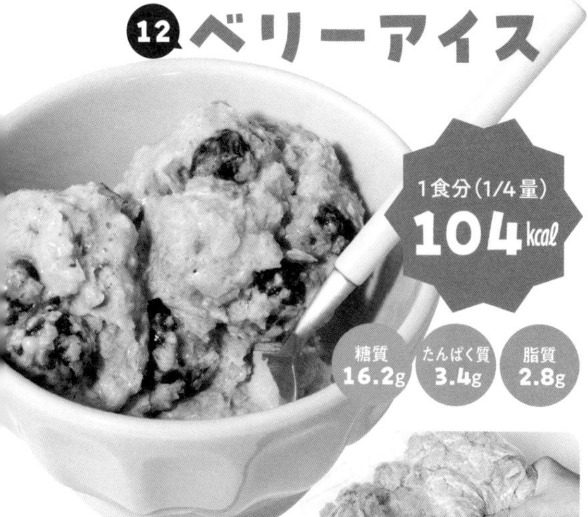

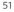

1食分(1/4量) 104kcal

糖質 16.2g　たんぱく質 3.4g　脂質 2.8g

【材料】(作りやすい分量)

ヨーグルト(無糖)
…1パック(約400g)
レモン汁…大さじ1
はちみつ…大さじ2
ブルーベリー(冷凍)…100g

【作り方】

❶ ヨーグルトにレモン汁、はちみつ、ブルーベリーを加えて、まぜる。
❷ ❶をジッパーつき保存袋に入れて平らにし、冷凍室に入れて一晩おく。
❸ ❷をもんで食べる分だけ中身を出し、盛る。

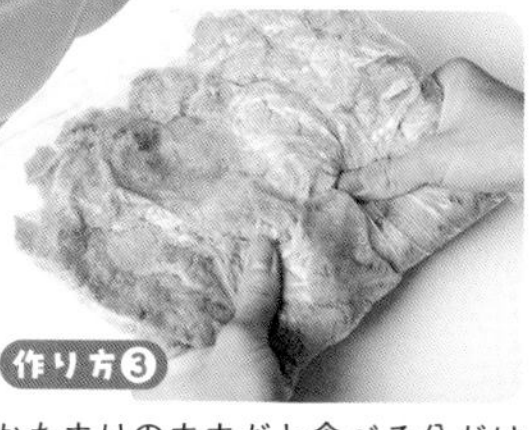

【保存期間】
冷凍で2週間程度

＼動画が見られる／

作り方❸
かたまりのままだと食べる分だけをとり出しにくいので、平らにして冷凍しておくのがおすすめ。

ワンポイント

節約にもなるし、ヘルシーでボリューミー。ベリーはラズベリーやストロベリーなど、いろいろ試してみると楽しいです。

毎日の習慣に酢＋フルーツ

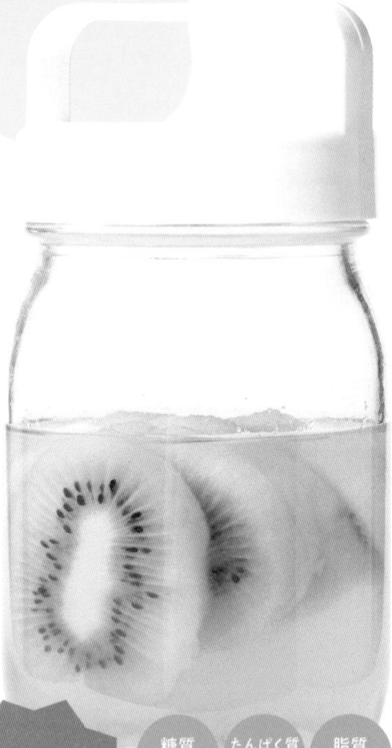

炭酸で割ればヘルシードリンクに

13 キウイ酢

【保存期間】
冷蔵で10日程度

【材料】（作りやすい分量）

キウイ…1個
氷砂糖…50g
酢…150ml

＼動画が見られる／

【作り方】

1. キウイは、1cm厚さに切る。
2. 耐熱容器に氷砂糖、キウイ、酢を入れ、ラップをかけずに電子レンジで40秒ほど加熱する。
3. 保存びんに入れて、冷蔵室で一晩ねかせる。

1食分（大さじ1）の目安 20kcal

糖質	たんぱく質	脂質
4.6g	0.1g	0.0g

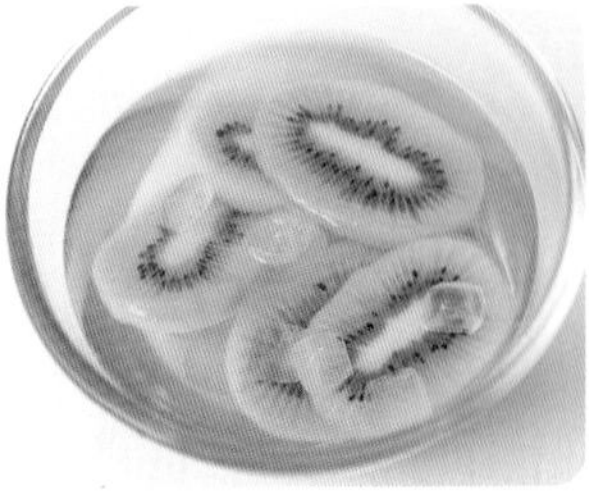

作り方②
耐熱容器に材料を入れ、電子レンジで加熱する。

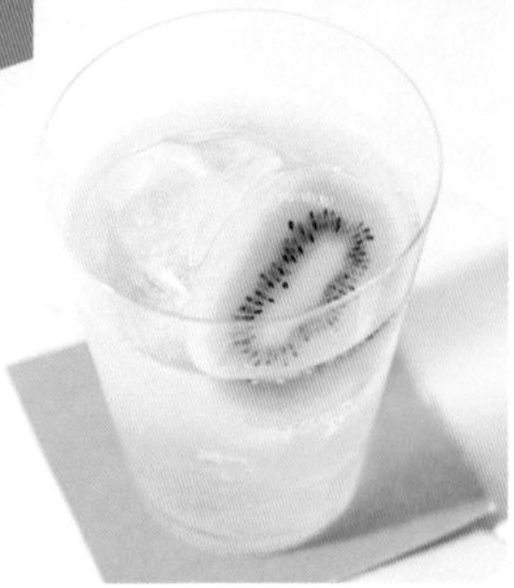

キウイ酢大さじ1に炭酸水（200ml）を加えればキウイ酢ソーダに。水で割ってもおいしい。

ワンポイント

酢の酢酸には、血糖値や血圧を下げる働きが。レンジで加熱すると、氷砂糖が早くとけます。

使いみちいろいろ、フルーツ酢の代表格

14 レモン酢

1食分(大さじ1)の目安
21 kcal

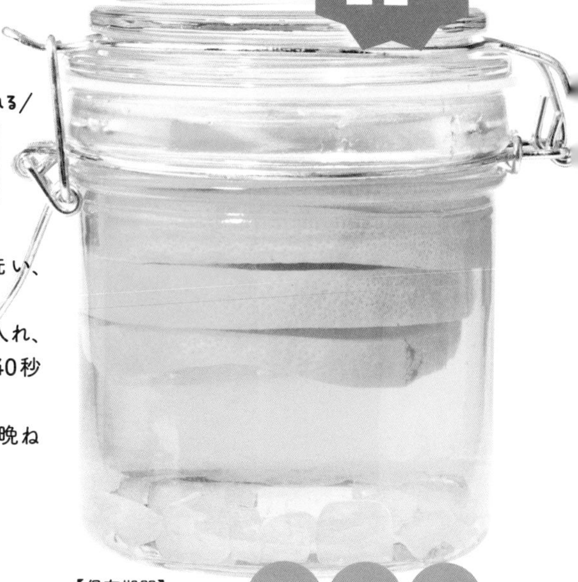

【材料】（作りやすい分量）

レモン…1個
氷砂糖…50g
酢…150ml

＼動画が見られる／

【作り方】

1. レモンは皮つきのままよく洗い、1cm厚さの輪切りにする。
2. 耐熱容器に氷砂糖、レモン、酢を入れ、ラップをかけずに電子レンジで40秒ほど加熱する。
3. 保存びんに入れて、冷蔵室で一晩ねかせる。

ワンポイント

レモンに含まれるクエン酸には、デトックス効果、むくみ防止効果があります。

【保存期間】
冷蔵で10日程度

糖質 4.6g　たんぱく質 0.1g　脂質 0.0g

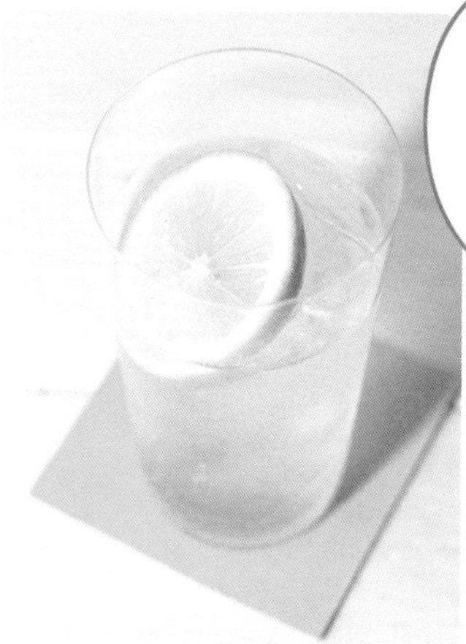

キウイ酢と同様に大さじ1を炭酸水や水で割って。

レモン酢は、
・水割りでレモネード
・炭酸水で割ってレモンソーダ
・牛乳で割って飲むヨーグルト風
・マリネなどの料理
など、いろいろ使えます

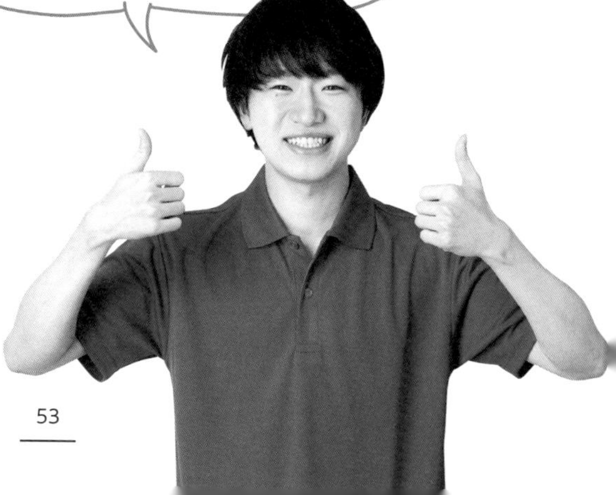

酢のパワーを食事にとり入れよう

シンプルなのに、食べたらおいしい

15 漬け酢玉ねぎ

\動画が見られる/

【材料】（作りやすい分量）

玉ねぎ…1個
酢…100ml
しょうゆ…大さじ3
みりん…大さじ3
はちみつ…大さじ1
オリーブオイル…大さじ1

【作り方】

1. 玉ねぎは薄切りにする（スライサーでがおすすめ）。
2. 玉ねぎを容器に入れ、残りの材料を加え、軽くまぜる。
3. 冷蔵室に入れて一晩おく。

【保存期間】
冷蔵で10日程度

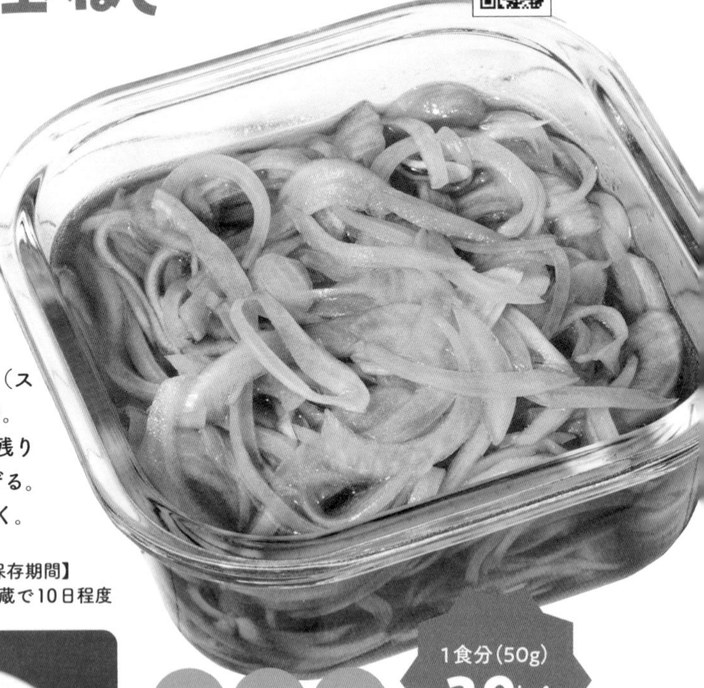

1食分（50g）
39kcal

糖質 5.4g
たんぱく質 0.4g
脂質 1.1g

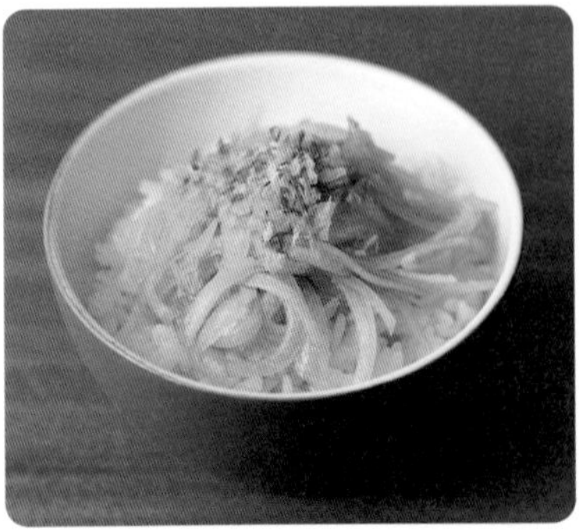

ごはんにのせて、かつお節をかけてもGood。

ワンポイント

玉ねぎ＋酢という神食材の組み合わせ。納豆や冷ややっこにプラスしてもいいし、副菜やおつまみとしても。カレーライス（らっきょう、福神漬けがわり）にも合います。

79kcal

糖質 2.3g　たんぱく質 6.1g　脂質 3.9g

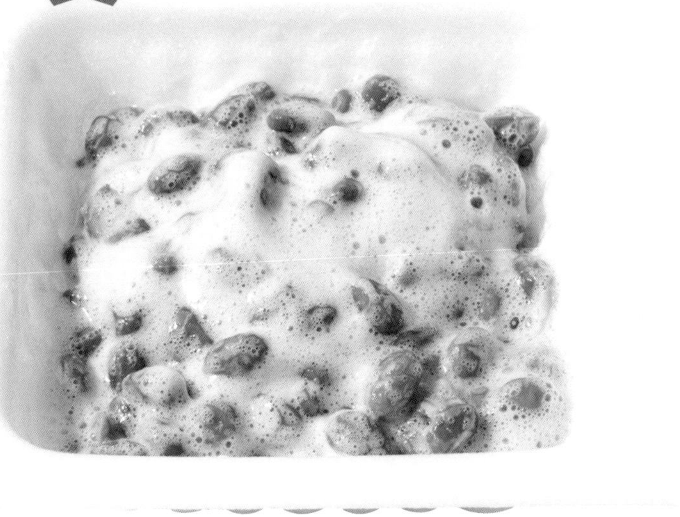

＼動画が見られる／

やってみたら意外に合う

16 ふわふわ酢納豆

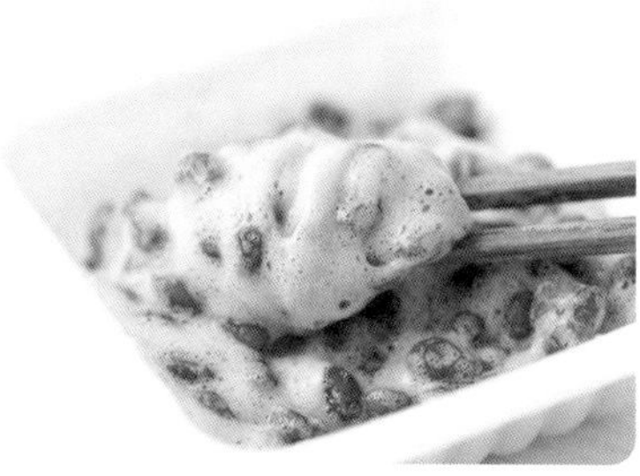

酢を加えてまぜると、いつもの納豆がふわふわに。

【材料】（1食分）

納豆…1パック
酢…小さじ1
かつお節…適量

【作り方】

❶ 納豆に酢を加えてよくまぜる（付属のたれは使わない）。
❷ かつお節を加えてまぜる。

ワンポイント

納豆に酢を加えると、納豆に含まれる鉄やカルシウムの吸収を促してくれます。とうふやキムチとの組み合わせもおすすめです。

「おなかがすいて眠れない……」
「残業で夕飯を食べそこねた」

夜中の食欲はこれで満たそう

圧倒的に満たされる

17 まるごと玉ねぎポタージュ

\動画が見られる/

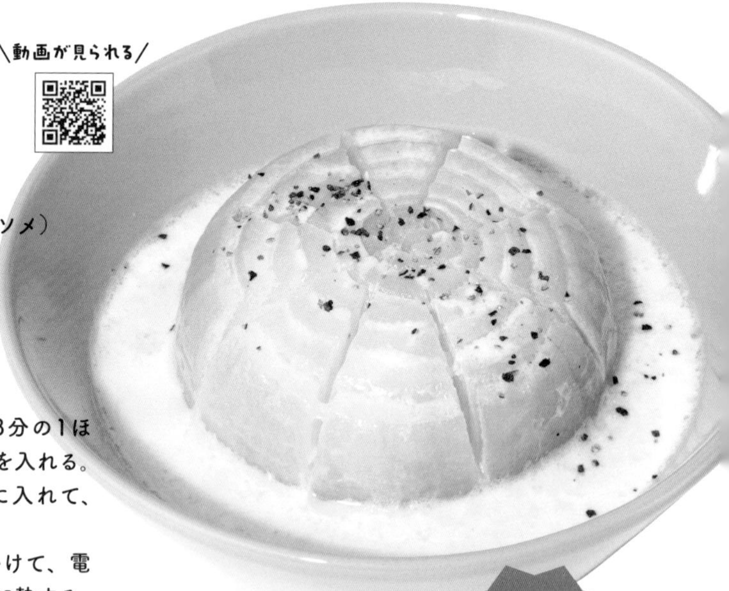

【材料】（1食分）

玉ねぎ…1個

A 牛乳…100ml
　オリーブオイル
　　…小さじ1
　顆粒スープ（コンソメ）
　　…小さじ1
　塩…少々

黒こしょう…少々

【作り方】

1. 玉ねぎは根元から3分の1ほど8等分の切り込みを入れる。
2. 玉ねぎを耐熱の器に入れて、Aを加えてまぜる。
3. ラップをふんわりかけて、電子レンジで6分ほど加熱する。
4. 黒こしょうを振る。

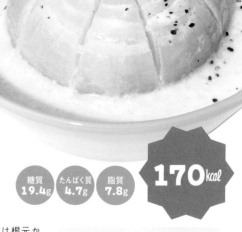

糖質 19.4g　たんぱく質 4.7g　脂質 7.8g　170kcal

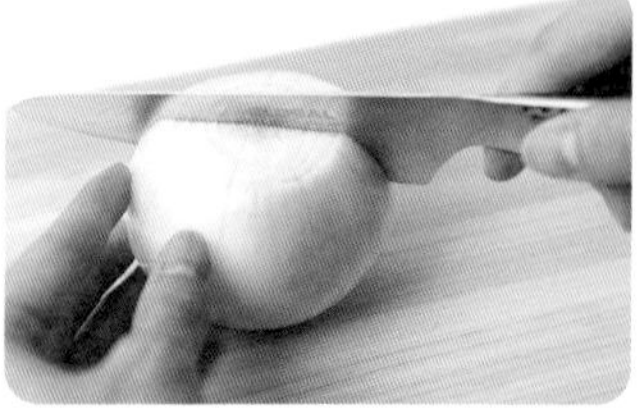

玉ねぎは根元から縦に切り込みを入れ、切れ込みを上にして器に入れる。

ワンポイント

玉ねぎのだしがしっかり出て、おいしいポタージュに。

＼動画が見られる／

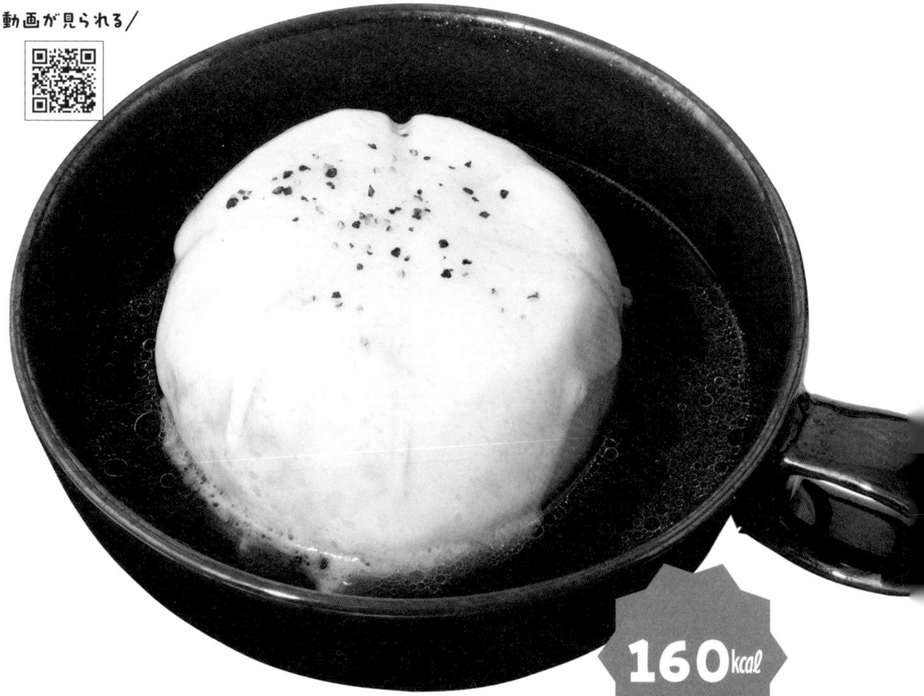

160kcal

夜食べても安心

18 まるごとオニオンコンソメスープ

糖質 15.1g
たんぱく質 5.4g
脂質 8.0g

【材料】（1食分）

玉ねぎ…1個

A 顆粒スープ（コンソメ）
…小さじ1
しょうゆ…小さじ1
オリーブオイル
…小さじ1

スライスチーズ（とろけるタイプ）
…1枚（10g）
黒こしょう…少々

【作り方】

1. 玉ねぎは根元から3分の1ほど8等分の切り込みを入れる。
2. 玉ねぎを切れ込みを上にして耐熱の器に入れ、水100ml、Aを加える。
3. ラップをふんわりかけて、電子レンジで6分ほど加熱する。
4. 熱いうちにチーズをのせ、黒こしょうを振る。

ワンポイント

玉ねぎにコンソメとチーズで、オニオングラタンスープのような味わいです。

甘くて満足、でもヘルシー

19 ヨーグルトラッシー

【材料】（1杯分）

ヨーグルト（無糖）…75g
牛乳…100ml
はちみつ…大さじ1
レモン汁…小さじ1

176kcal

糖質 26.3g　たんぱく質 5.7g　脂質 11.6g

【作り方】

❶ 食材をすべて耐熱のカップに入れ、よくまぜる。
❷ ラップをかけずに電子レンジで30秒ほど加熱する。

＼動画が見られる／

ワンポイント

牛乳を豆乳にかえれば、鉄が補えます。寒い時期はあたためてもおいしいです。

ヨーグルトはあたためても美味

20 深夜のホットヨーグルト

【材料】（1食分）

ヨーグルト（無糖）…150g
はちみつ…小さじ1

【作り方】

❶ 耐熱の器にヨーグルトと水大さじ1を入れてまぜ、ラップはかけずに電子レンジで30秒ほど加熱する。
❷ はちみつをかける。

糖質 13.1g　たんぱく質 5.0g　脂質 4.2g

107kcal

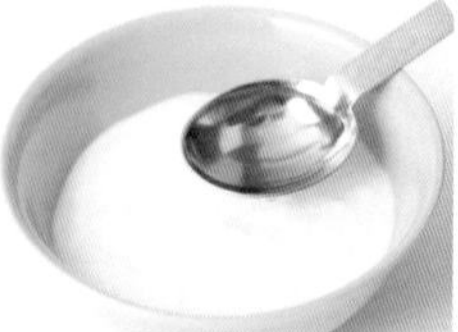

作り方❶
分離を防ぐために、加熱する前に水大さじ1を加えてまぜる。

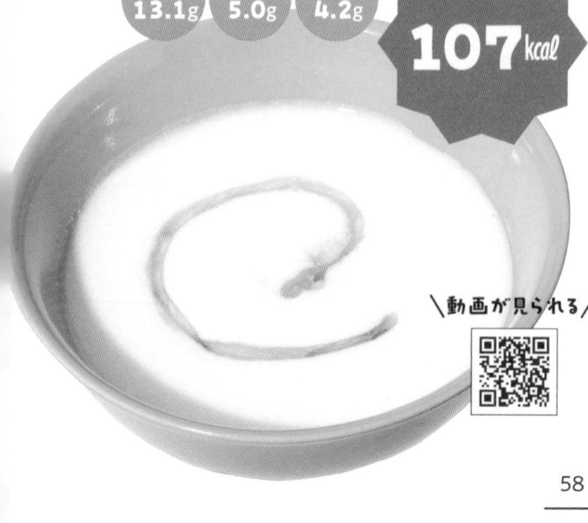

＼動画が見られる／

ワンポイント

ヨーグルトを人肌にあたためることで、腸活効果がアップ。

たくみ先生式

Part 3

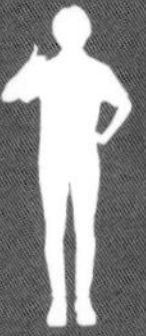

魔法の定番食べすぎレシピ

さあここからは僕の定番レシピをずらっと紹介していきます。
難しいことは考えず、「おいしそう」「食べたい」と
思ったレシピにトライしてみてください。
どれもスーパーで普通に売っている食材で簡単に作れます。

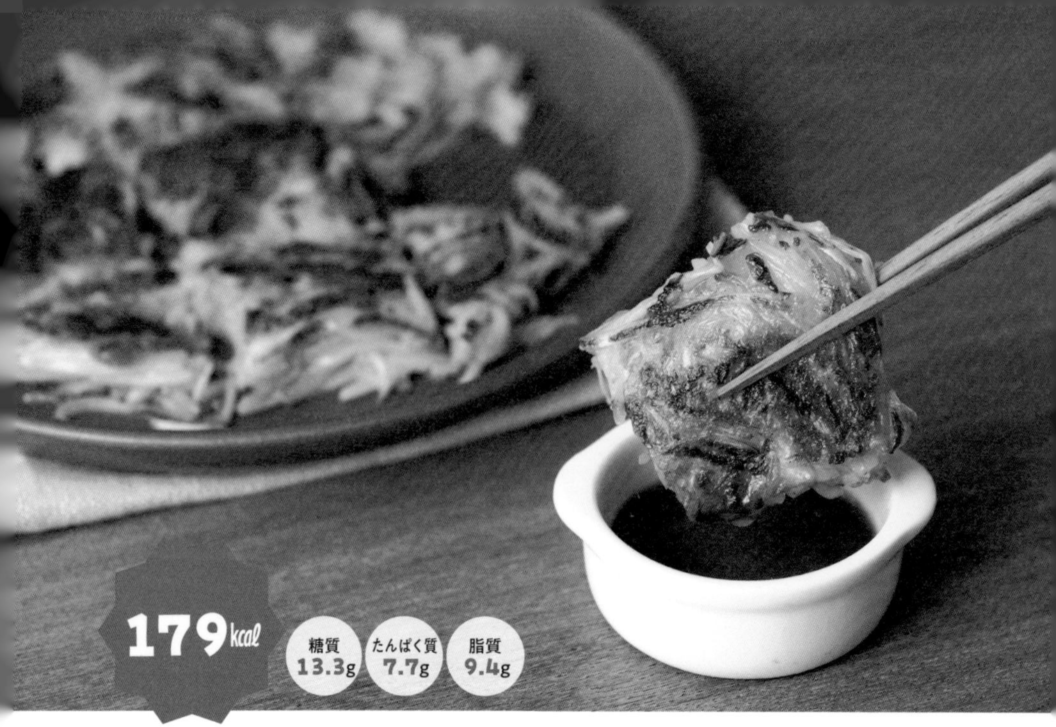

179kcal

糖質 13.3g　たんぱく質 7.7g　脂質 9.4g

低カロリー＆節約にもなる一品

もやしチーズチヂミ

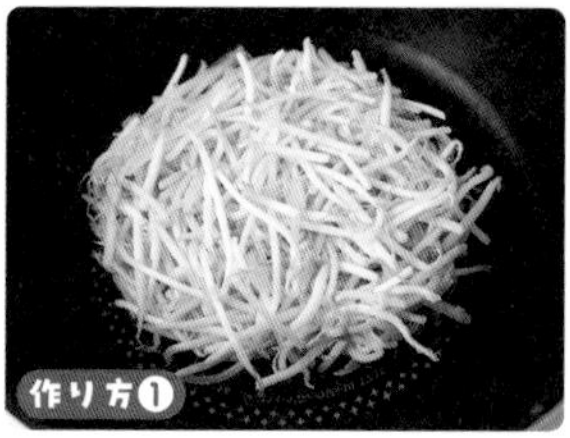

火にかける前に、食材をフライパンの中でまぜ、形をととのえる。

【材料】（1枚分）

もやし…1袋（約200g）
ピザ用チーズ…20g
かたくり粉…大さじ1
ごま油…小さじ1
塩、こしょう…各少々
めんつゆ（2倍濃縮）
…適量

【作り方】

❶ フライパンにごま油を引き、もやし、チーズ、塩、こしょう、かたくり粉の順に入れてまぜ、円形にととのえる。
❷ フライパンを火にかけ、両面にこんがりと焼き色がつくまで焼く。
❸ 皿に盛り、めんつゆにつけて食べる。

ワンポイント

もやしは物価の優等生。お財布にやさしいだけでなく、食物繊維による便秘解消、カリウムによるむくみ解消など、ダイエットによい成分も含まれています。

＼動画が見られる／

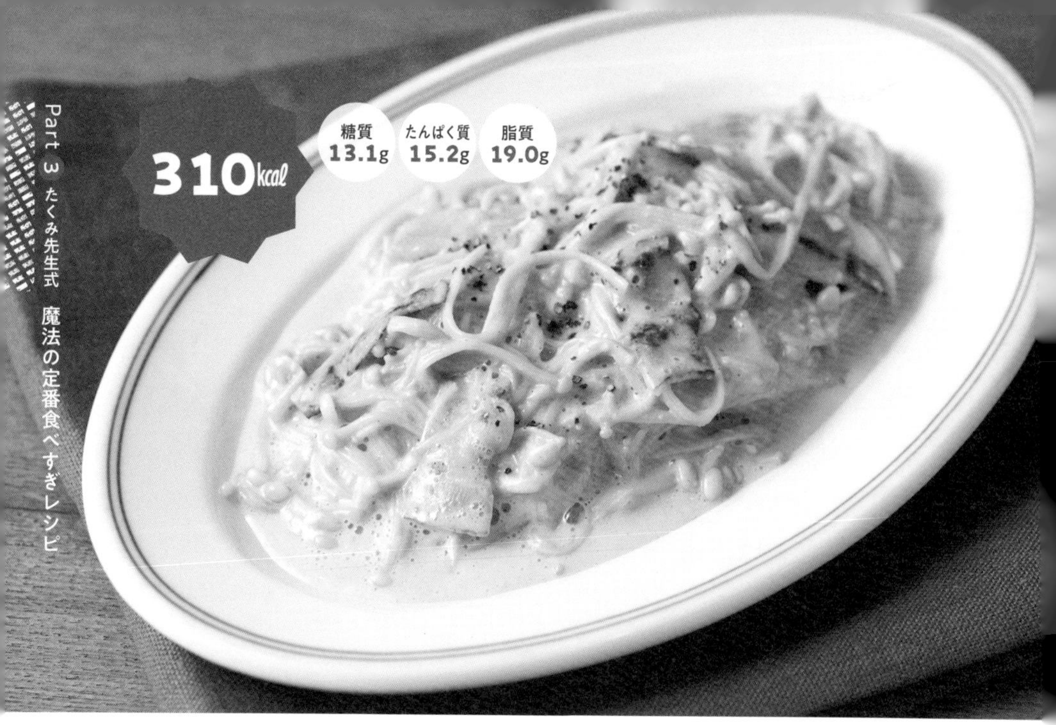

310kcal　糖質 13.1g　たんぱく質 15.2g　脂質 19.0g

えのきだけをパスタのかわりに

カルボえのき

＼動画が見られる／

【材料】（1食分）
えのきだけ…1袋（約200g）
ベーコン…1/2枚
卵…1個
牛乳…100ml
顆粒スープ（コンソメ）
…小さじ1
ピザ用チーズ…10g
塩、こしょう…各少々
オリーブオイル…小さじ1
黒こしょう…適量

【作り方】

❶ えのきは食べやすい長さに、ベーコンは1cm幅に切る。卵はといておく。
❷ フライパンにオリーブオイルを引き、❶のベーコンをいためる。
❸ 焼き色がついたら、えのき、塩、こしょうを加えていためる。
❹ えのきがしんなりしてきたら、牛乳、顆粒スープを加え、少し煮詰めて、チーズを加える。
❺ チーズがとけたら、とき卵を加えて軽くまぜる。
❻ 皿に盛り、黒こしょうを振る。

ワンポイント

パスタが食べたいときは低カロリーで脂肪燃焼が期待できるえのきだけで代用しましょう。コクのあるカルボナーラ味にすれば、十分満足できます。

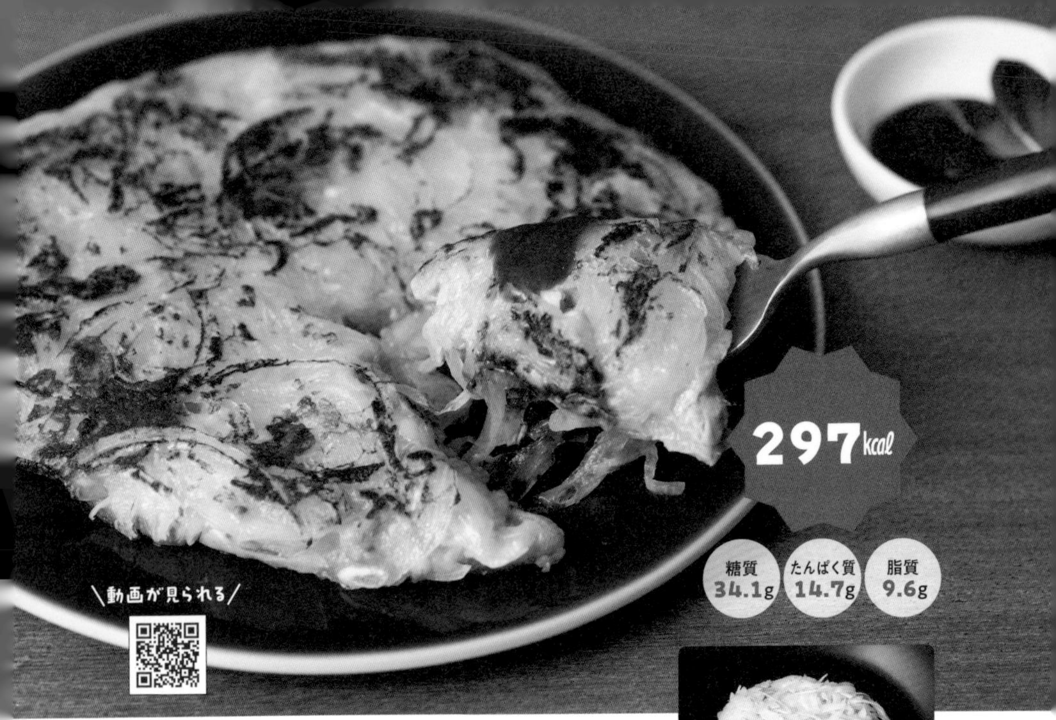
297kcal
糖質
34.1g
たんぱく質
14.7g
脂質
9.6g
＼動画が見られる／

ジャンクなものが食べたくなったら……

ハッシュドオニオン

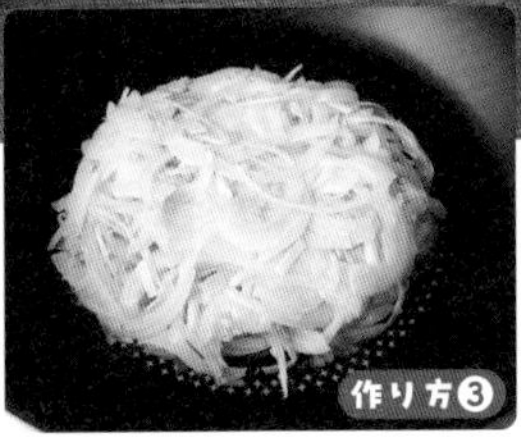
作り方③
フライパンで形をととのえる。

【材料】（1枚分）

玉ねぎ…1個
ツナ缶（ノンオイル・70g入り）
…1缶
ピザ用チーズ…20g
かたくり粉…大さじ2
鶏ガラスープのもと…小さじ1
オリーブオイル…小さじ1
トマトケチャップ…適量

【作り方】

❶ 玉ねぎは薄切りにする（スライサーでがおすすめ）。
❷ ❶をボウルに入れ、缶汁をきったツナ、チーズ、かたくり粉、鶏ガラスープのもとを入れて軽くまぜる。
❸ 熱したフライパンにオリーブオイルを引き、❷を入れて形をととのえながら、両面がこんがりとするまで焼いていく。
❹ 皿に盛り、ケチャップをかけて食べる。

ワンポイント

フライドポテトなど、ちょっとジャンクなものが食べたくなったら、玉ねぎのハッシュドオニオンにかえてみて。ツナとチーズでコクのある一品です。

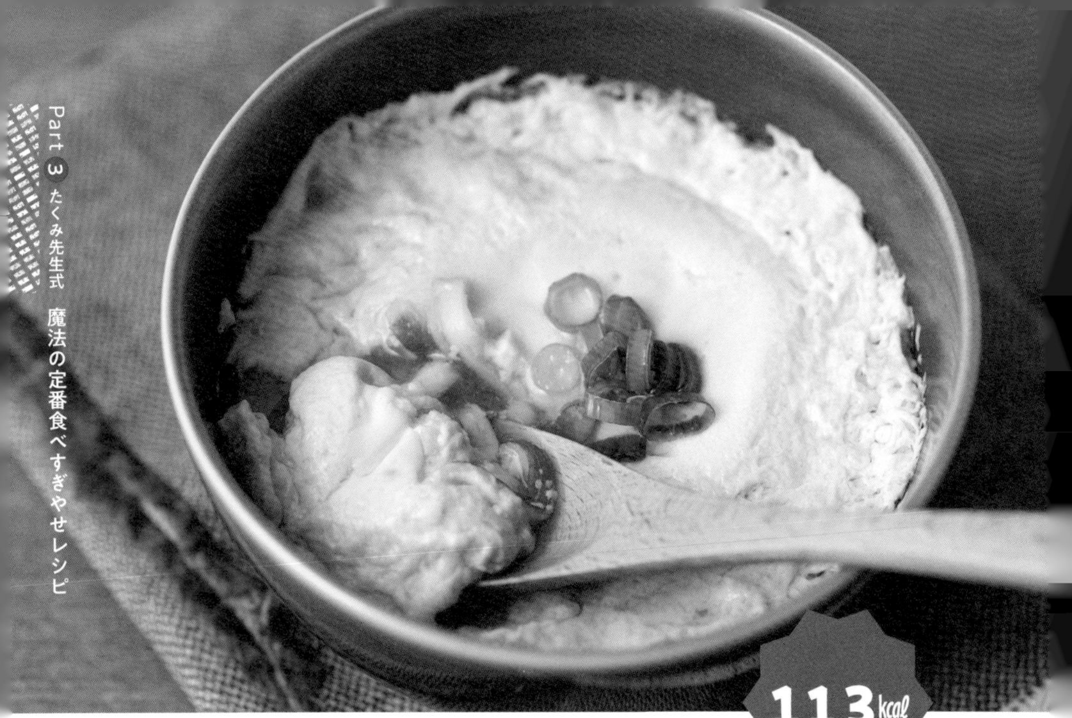

113kcal

卵があれば5分でできる

ぷるぷる茶わんむし

糖質 6.0g　たんぱく質 9.8g　脂質 4.8g

【材料】（1食分）

卵…1個
めんつゆ（2倍濃縮）
　…大さじ1
かに風味かまぼこ
　…2本（1本15g）
青ねぎの小口切り
　…適量

【作り方】

❶ 耐熱の器に卵を割り入れ、よくまぜる。
❷ 水120ml、めんつゆを加えて、さらにまぜる。
❸ かにかまをほぐして加え、ラップをふんわりかけて、電子レンジで3分ほど加熱する。
❹ 青ねぎを散らす。

＼動画が見られる／

ワンポイント

本当に手軽にできるので、小腹が減ったときにぜひ作ってみてください。かにかまをえのきだけなど好みの食材にかえても◎。卵液をこせば、もっとなめらかになります。

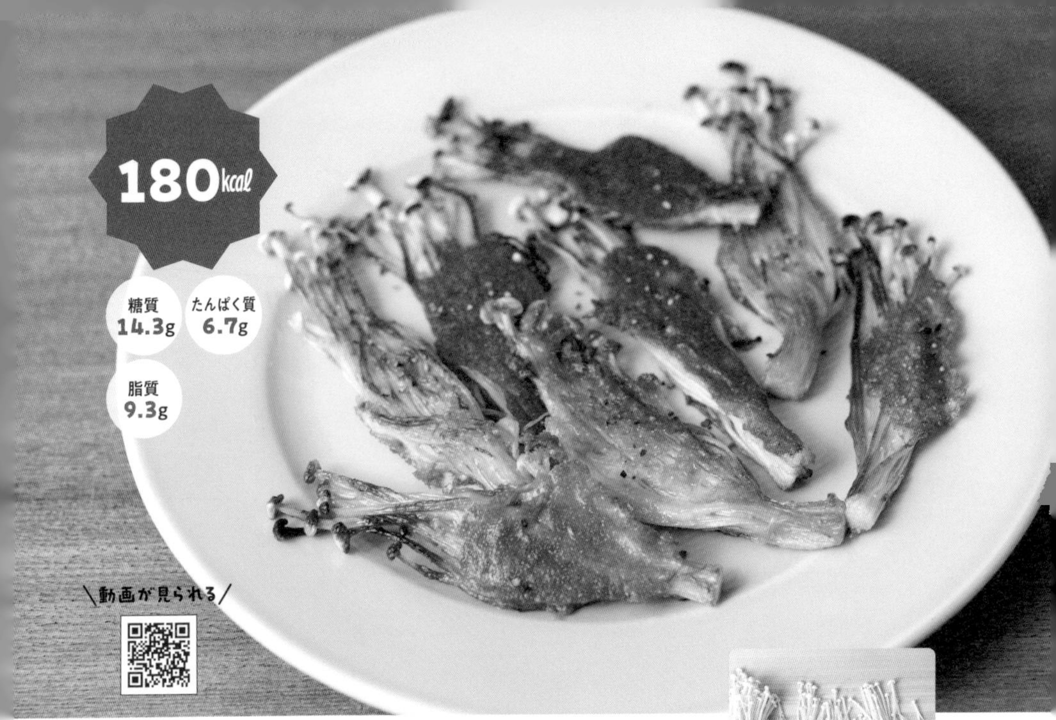

180kcal

糖質 14.3g　たんぱく質 6.7g　脂質 9.3g

＼動画が見られる／

やめられなくなる悪魔のおつまみ

パリパリえのきチーズ

【材料】（1食分）

えのきだけ
…1/2袋（約100g）
めんつゆ（2倍濃縮）
…大さじ1
にんにく（チューブ）
…2 ～ 3cm
かたくり粉…大さじ1
ピザ用チーズ…20g
ごま油…小さじ1
黒こしょう…少々

【作り方】

❶ えのきは食べやすい大きさに裂く。
❷ えのきをポリ袋に入れて、めんつゆ、にんにくを加えてもみ込む。
❸ かたくり粉を加え、ポリ袋を振ってまぜる。
❹ フライパンにごま油を引き、❸を焼く。
❺ 片面がこんがり焼けたら、チーズをのせて返す。
❻ 両面がパリッと焼けたら、皿に盛り、黒こしょうを振る。

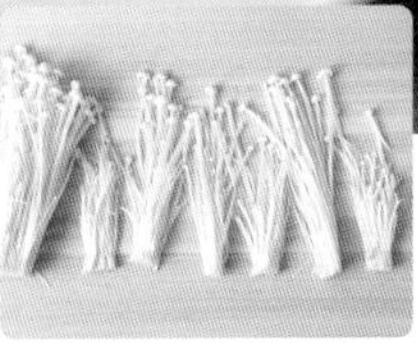

作り方①
えのきは細めにさいていく。

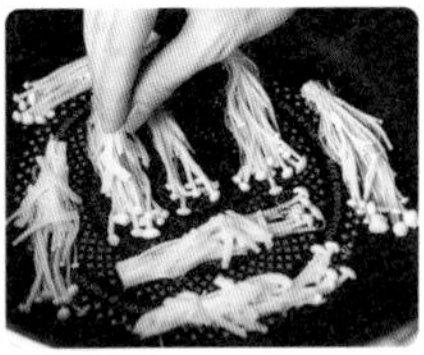

作り方⑤
チーズは少しずつつまんでのせる。

ワンポイント

何かおつまみがほしいなと思ったらこれ。脂質の代謝促進効果が期待できるえのきだけに、にんにくとチーズでコクを。こんがり焼けばチーズのパリッとした食感も楽しめます。

教えて！たくみ先生
こんなときどうすればいい？

Q 今朝体重がふえちゃいました(泣)。

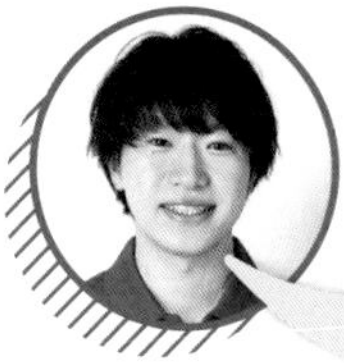

A 少しくらいなら大丈夫！
数日で戻せるので、また明日からやっていきましょう。ダイエットは**続けることが大事だから、体重がふえたからって、やめないでください。**

Q 甘いものが食べたいです!!!

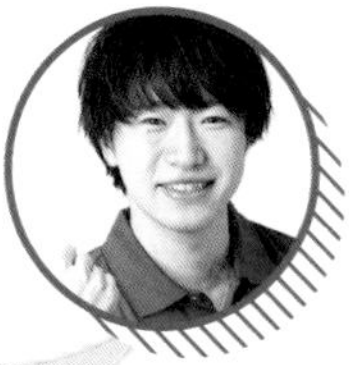

A 甘いもの欲、ありますよね。わかります。
たまには好きなものを食べてもいいと思います。

できれば**糖質や脂質が低いもの**を選ぶとベター。コンビニスイーツなどは、ラベルに書かれた成分に注目を(p.66参照)。97ページからのおやつレシピも参考にしてください。

甘いもの欲って、ふだんの食事でたんぱく質が少なかったり、炭水化物が多いときにも出やすいので、食事内容も見直してみましょう。

食べてやせる魔法の法則❶

ダイエットは脂質量も大切。食品裏の脂質もチェック！

三大栄養素といえば、たんぱく質(Protein)、脂質(Fat)、炭水化物(糖質・Carbohydrate)。1gあたりのエネルギー値は、たんぱく質4kcal、脂質9kcal、炭水化物4kcalです。脂質が多いと脂肪に変わりやすく、エネルギー値も高くなります。ダイエット中はできるだけ脂質を減らし、たんぱく質をふやすようにしましょう。厚生労働省の「日本人の食事摂取基準」(2020年度版）による脂質の食事摂取基準の目安から勘案すると、１日45～60g程度、間食なら10g以下、食事なら１食15g前後に。

お菓子や缶詰などの加工食品には、栄養成分が表示されています。食品の裏に書かれていることが多いので、チェックするくせをつけましょう。

脂質が多いとkcalもアップ → **高たんぱく質、低脂質が◎**

栄養成分表示
1個(200gあたり)

熱量	400kcal
たんぱく質	2.2g ⟶8.8kcal
脂質	21.8g →196.2kcal
炭水化物	48.6g→194.4kcal
食塩相当量	3.2g

栄養成分表示
1個(200gあたり)

熱量	250kcal
たんぱく質	18.6g →74.4kcal
脂質	5.8g ⟶52.2kcal
炭水化物	30.8g→123.2kcal
食塩相当量	1.4g

サラダチキン以外でおすすめの食材

糖質はほぼゼロ、高たんぱく質・低脂質で、世のダイエッターたちに人気のサラダチキン。僕もたまに食べますが、1パック約100gで200～300円くらいと少しお高めです。ほかにも、低糖質・高たんぱく質・低脂質のお手軽食材はたくさんあります。活用してみてください。

- ツナ缶(ノンオイル) 1缶(70g)
  →100～150円
- とうふ、厚揚げ各150g
  →30～100円
- 卵1個(60g)→20～40円
- 納豆50g×3パック→50～90円
- 鶏ささ身100g→100～150円

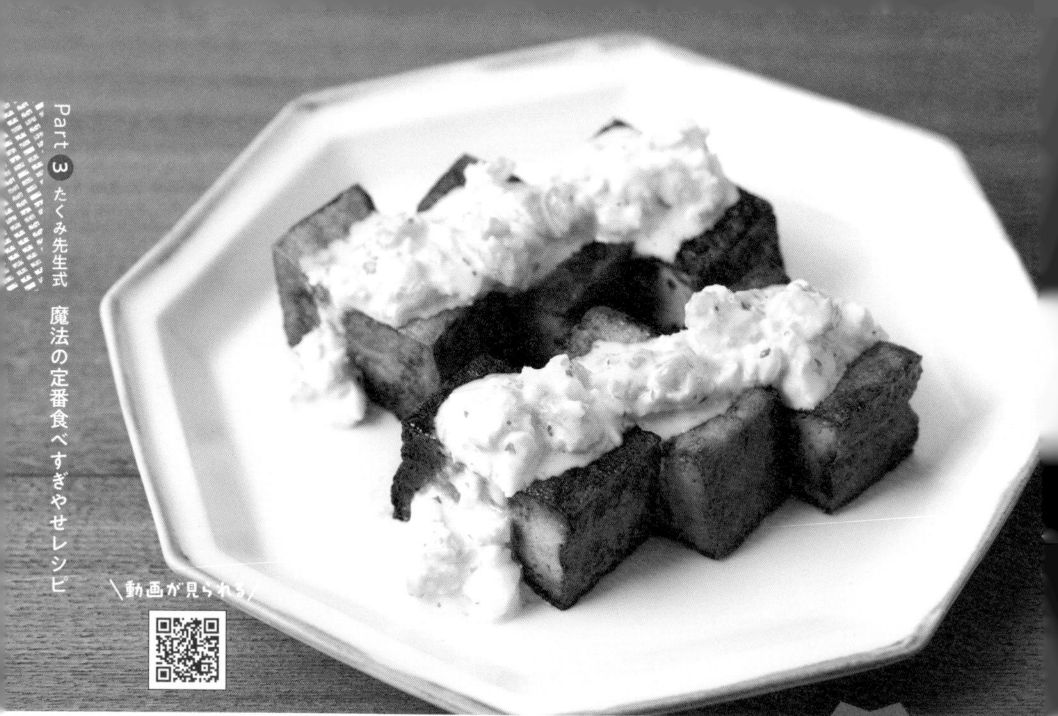

＼動画が見られる／

チキンじゃなくても問題なし

厚揚げ南蛮

糖質 4.3g　たんぱく質 14.4g　脂質 17.8g

1食分 246kcal

【材料】（2食分）

厚揚げ…1枚
卵…1個
ヨーグルト（無糖）…大さじ2
マヨネーズ…大さじ1
塩、こしょう…各少々
ドライパセリ…小さじ1/2
A　しょうゆ…大さじ1
　　酢…大さじ1
　　砂糖…大さじ1/2

【作り方】

❶ 厚揚げは6等分に切る。
❷ 卵は耐熱容器に割り入れ、つまようじなどで黄身に10カ所程度穴をあける（破裂防止のため）。
❸ ラップをふんわりかけて、電子レンジで1分ほど加熱する。
❹ ❸の卵をフォークでつぶし、ヨーグルト、マヨネーズ、塩、こしょうを加えてまぜ、ドライパセリを加えて軽くまぜる。
❺ ❶をフライパンで焼き、すべての面にほどよく焼き目がついたら、Aを加えて煮絡める。
❻ 皿に盛り、❹をかける。

ワンポイント

チキン南蛮はおいしいけどカロリー爆弾です。厚揚げで作れば、低カロリー・高たんぱくに。

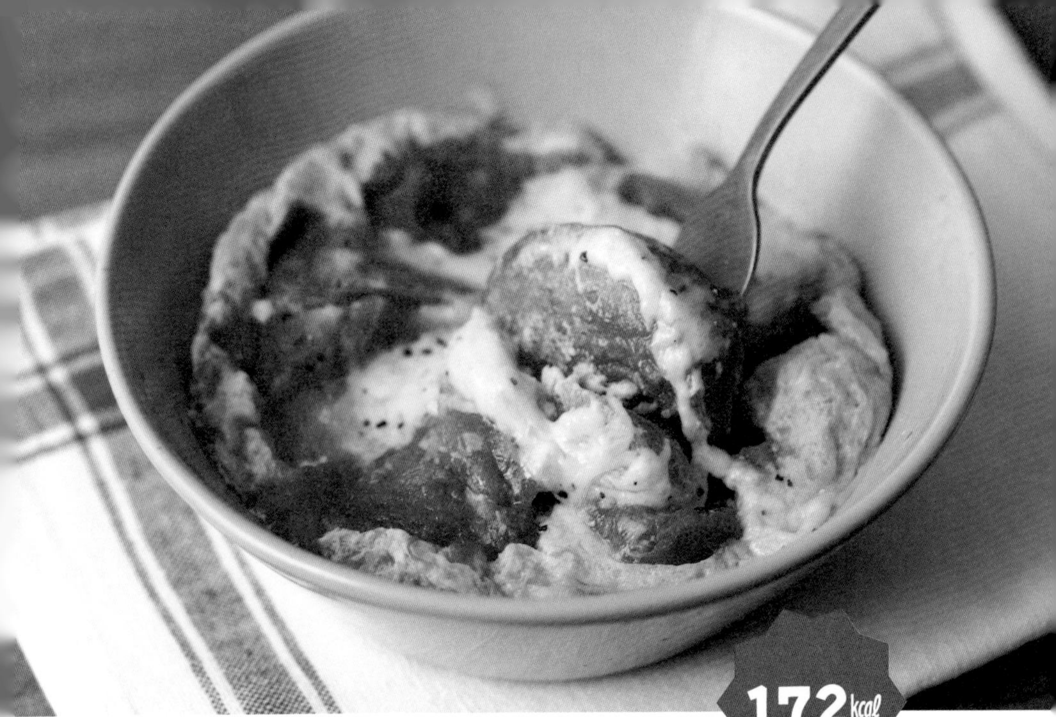

172kcal

代謝を上げたい人はトマトを！

たまトマチー

糖質 10.8g　たんぱく質 10.4g　脂質 8.8g

【材料】（1食分）

トマト…1個
卵…1個
しょうゆ…小さじ1
みりん…小さじ1
にんにく（チューブ）
…1cm
ピザ用チーズ…15g

【作り方】

❶ トマトは８等分に切る。
❷ ❶を耐熱容器に入れて、しょうゆ、みりん、にんにくを加える。
❸ 卵を割り入れて軽くまぜ、チーズをのせる。
❹ ラップをふんわりかけて、電子レンジで5分ほど加熱する。

＼動画が見られる／

ワンポイント

トマトと卵のうまみとコクをしっかり味わえます。本当に簡単なので「今すぐ何か食べたい」ときにおすすめです。

教えて！たくみ先生
こんなときどうすればいい？

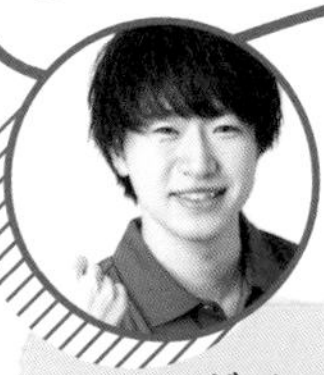

Q 夕食に炭水化物はどうしても食べちゃだめですか？

A ダイエット中は「夕食に炭水化物をとらない」のが理想です。でも「それじゃ一日の楽しみがなくなっちゃう」という人もいますよね。

次のようなルールを作ってみてはいかがでしょう。

- **ごはんに合うおかずだったり、おなかがめちゃくちゃすいているときは、お茶わん半分くらいならOK**
- **ごはんに合わないおかずだったり、それほどおなかがすいていないときは、ごはん（炭水化物）を控える**
- **夕食にごはん（炭水化物）を食べた日は、翌日の朝食や昼食で調整する**

これならいけそうじゃないですか？

Q 明日飲み会です。体重がふえないようにするには？

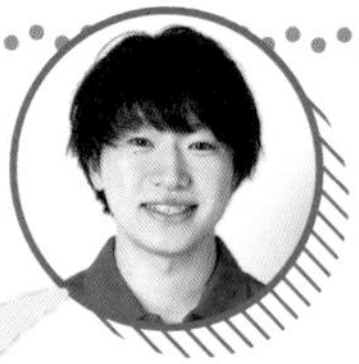

A 飲み会、いいですね！
お酒を飲むときは次の2つを心がけてください。

- **糖質ゼロ表示のお酒を選ぶ**
- **お水をお酒の量以上に飲む（飲み過ぎ、悪酔い防止）**

ウイスキーは糖質ゼロなので、ハイボールがおすすめ。焼酎やジンなどの蒸留酒も糖質が少なめです！
飲みすぎに気をつけて、楽しんでください！

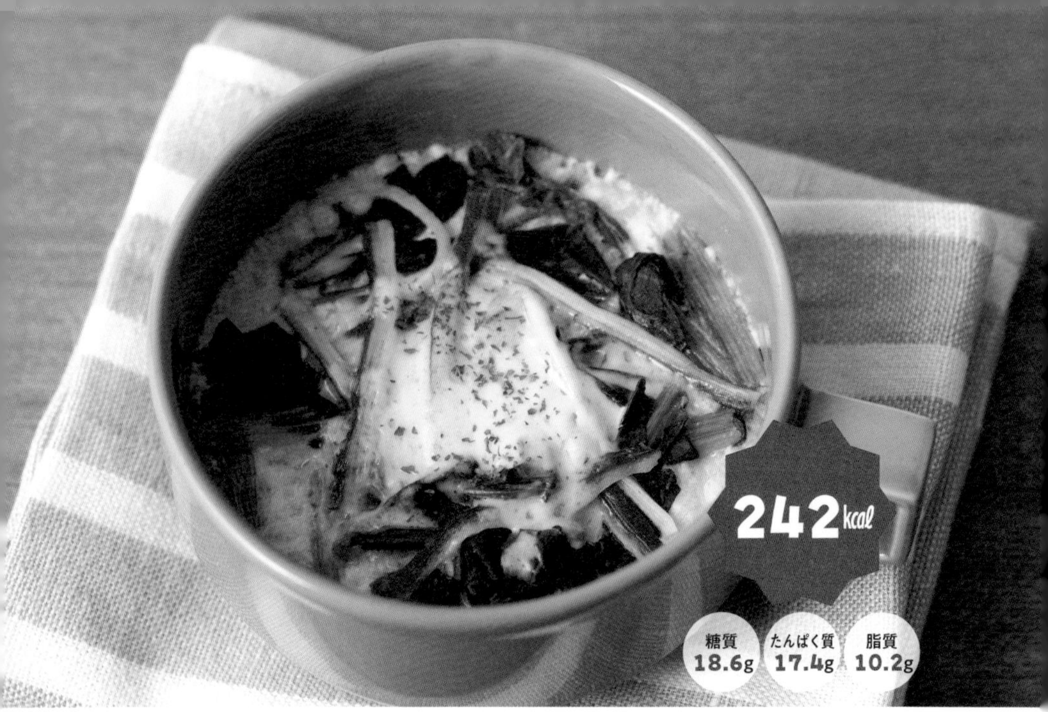
242kcal
糖質
18.6g
たんぱく質
17.4g
脂質
10.2g

簡単すぎるのに味は本格派

かにクリームグラタン風

【材料】（1食分）

とうふ（絹ごし）…150g
コーンポタージュのもと
…1袋（1食分）
かに風味かまぼこ
…3本（1本15g）
ピザ用チーズ…10g
ほうれんそう（冷凍）
…20g
ドライパセリ…少々

【作り方】

❶ とうふは耐熱の器に入れて、つぶす。
❷ コーンポタージュのもとを加え、まぜる。
❸ かにかまをさいてのせ、ほうれんそう、チーズものせる。
❹ ラップをふんわりかけて、電子レンジで5分30秒ほど加熱する。
❺ ドライパセリを振る。

＼動画が見られる／

ワンポイント

なんちゃってかにクリームグラタンですが、ヘルシーなのに濃厚で本格的な味。ランチがわりにも、夕食のもう1品にも重宝します。

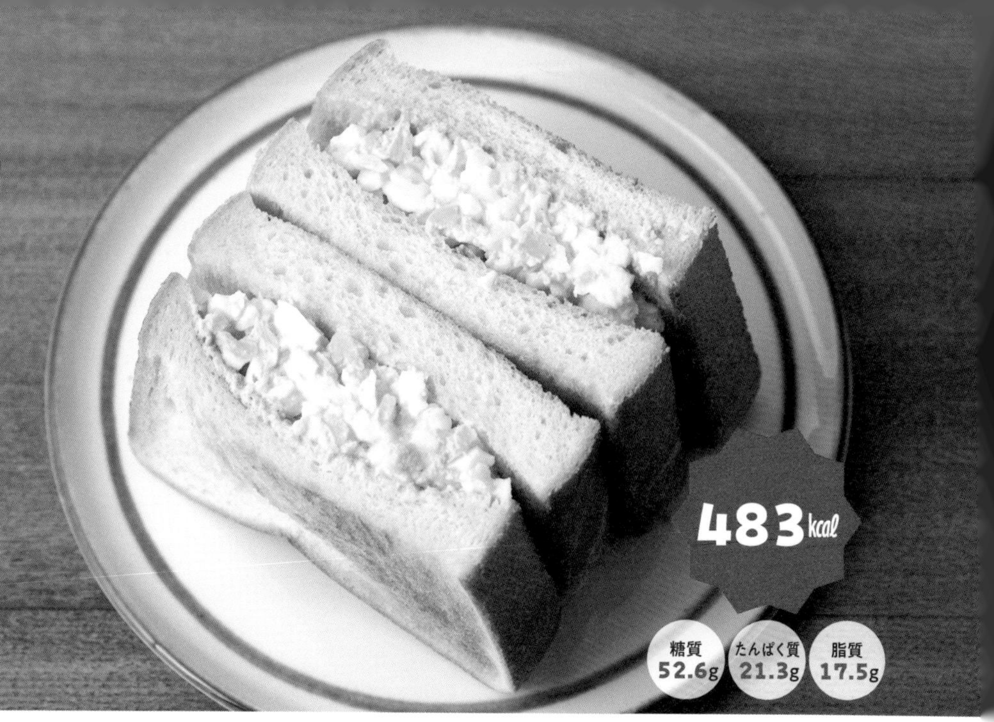

483kcal

糖質 52.6g　たんぱく質 21.3g　脂質 17.5g

しっかり食べたいときに

罪悪感なしの卵サンド

【材料】（1食分）

食パン（6枚切り）
…2枚
卵…2個
マヨネーズ…小さじ1
ヨーグルト
（無糖、ギリシャヨーグルトがおすすめ）
…大さじ2
塩、こしょう…各少々

【作り方】

❶ 卵は耐熱容器に割り入れて、つまようじなどで黄身に10カ所程度穴をあける（破裂防止のため）。
❷ ラップをふんわりかけて、電子レンジで2分ほど加熱する。
❸ フォークでつぶし、マヨネーズ、ヨーグルトを加えてまぜ、塩、こしょうで味をととのえる。
❹ トーストした食パンに、❸をはさんで食べやすい大きさに切る。

＼動画が見られる／

ワンポイント

マヨネーズの量を抑えて、卵のうまみをしっかり味わいましょう。食パンを8枚切りにすれば、さらにカロリーダウン。

教えて！たくみ先生
こんなときどうすればいい？

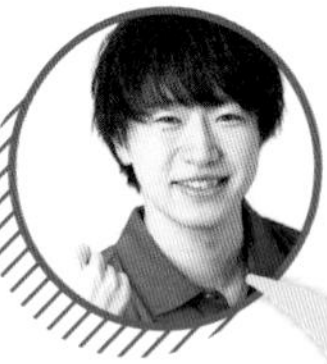

Q 食事の満足感をアップさせたいです。

A 食事の満足感を上げるには、ごはんやパンなどの「炭水化物のとり方」がポイントです。

❶炭水化物「だけ」で食べない
おにぎり、チャーハン、菓子パン、うどんなど、炭水化物「だけ」の食事は、できれば避けましょう。必ずおかずや野菜とセットで食べてくださいね。ゆで卵や納豆、コンビニのサラダでOKです。外食では野菜いためやサラダ、たんぱく質のおかずをつけましょう。

❷ダブル炭水化物も避ける
ラーメン＆チャーハン、お好み焼き＆焼きそば、パスタ＆ピザなど、ダブル炭水化物の食事は避けましょう。

❸野菜を先に、よくかんで食べる
食事のときはサラダや野菜のおかずから先に、よくかんで食べましょう。

炭水化物（糖質）だけの食事がNGな理由

おなかがすいているときに糖質をガツンととると、血糖値が急上昇します。そうなるとインスリンが多く分泌され、脂肪をため込む原因に。さらに血糖値が乱高下することで、食欲の乱れにつながります。その結果、満足感が得られなかったり、すぐにおなかがすいたりするわけです。

食事は炭水化物だけでなく、十分なたんぱく質と少量の脂質もとって、バランスよく。**バランスよく食べると、血糖値がゆっくり上がってゆっくり下がるから、満足感も出て、腹もちもよいです。**

「だらだら」「ちょこちょこ」食べをやめよう

「そんなにたくさん食べていないのに、なぜかやせない」という人がよくやっているのが、「だらだら」「ちょこちょこ」食べること。小さなお菓子を何度もつまんだり、甘いドリンクをちびちび飲んだり……。思い当たる人も多いのではないでしょうか。

食べたものをエネルギーに変えて消費するのは、原則「食べていない時間」です。だらだら、ちょこちょこと食べ物や飲み物からエネルギーをとり続けていると、「燃えにくい体」になってしまいます。

食べるとき、食べないときのメリハリをつけることが、「燃えやすい体」になる第一歩です！

「だらだら」「ちょこちょこ」食べを防ぐには？

食べる時間を決めて、しっかり食べる

朝、昼、晩、間食と、時間を決めてメリハリをつける。しっかり食べることでお菓子をつまんだりするのを防ぐ。

甘い飲み物を控える

だらだら飲んでしまいがちな甘い飲み物をやめて、水やお茶で水分補給を。レモン酢やキウイ酢(52、53ページ参照)もおすすめ。

間食(デザート)も決まった時間に食べる

間食はOKだが、時間は決めておくのがおすすめ。特に食後に間食分の甘いものを食べると満足感がえられ、次の食事まで時間をあけてエネルギーを燃やせる。

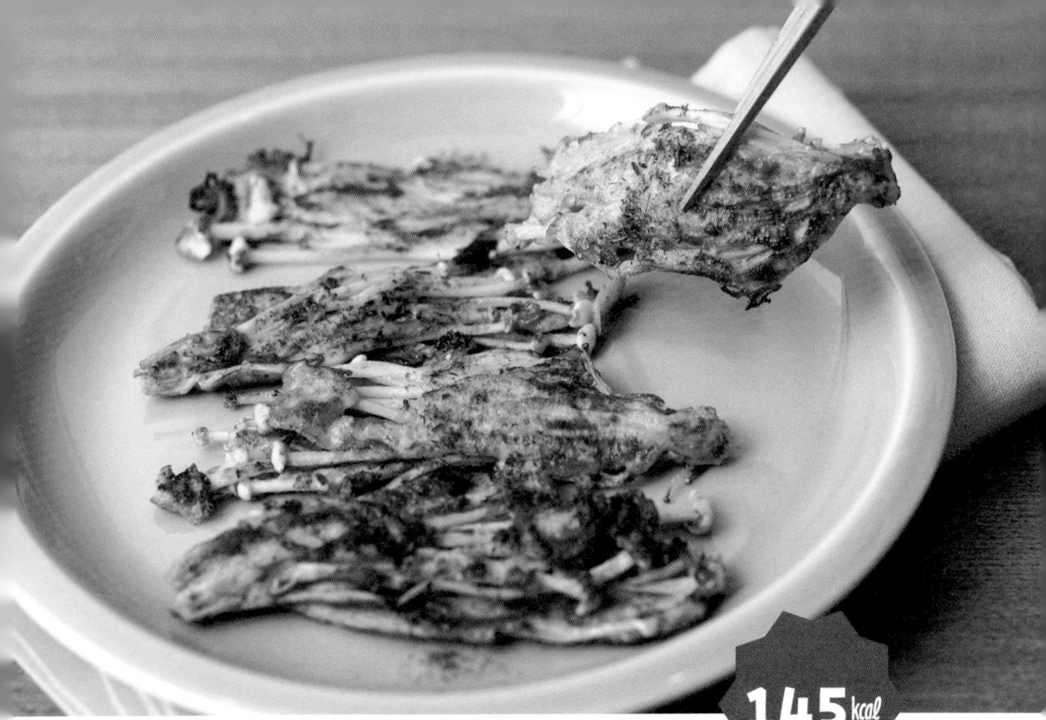

145kcal

もう1品ほしいときの低カロリーおつまみ

コンソメえのきピカタ

糖質	たんぱく質	脂質
4.7g	7.5g	8.8g

【材料】（1食分）

えのきだけ
…1/2袋（約100g）
卵…1個
顆粒スープ（コンソメ）
…小さじ1
青のり…適量
オリーブオイル…小さじ1

【作り方】

❶ えのきは食べやすい大きさにさく。
❷ ボウルに卵、顆粒スープ、青のり小さじ1を入れてまぜる。
❸ ❷に❶を絡める。
❹ フライパンにオリーブオイルを引き、❸を両面がこんがりとするまで焼く。
❺ 皿に盛り、青のり少々を振る。

＼動画が見られる／

ワンポイント

64ページで紹介した「パリパリえのきチーズ」のアレンジレシピです。やさしい味なので、子どものおやつやお弁当にも。

教えて！ たくみ先生
こんなときどうすればいい？

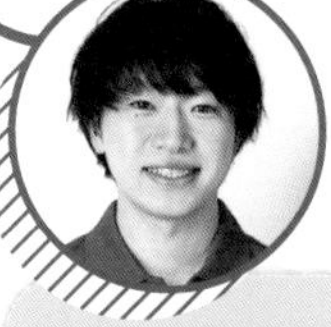

Q 明日、焼き肉に行くことになってしまいました。

A おいしいお肉を食べて、ストレス解消してくださいね。できれば、次の5つを心がけて。

❶ごはんもちゃんと食べる
→夕食であっても、同量食べるならお肉の脂質より、白米を食べたほうが低カロリー。

❷最初の5分は野菜か海藻を食べる
→最初にサラダ、わかめスープ、キャベツ、キムチなどを食べましょう。

❸甘いたれよりレモンか塩で食べる
→甘いたれは糖質たっぷりなので、できれば塩やレモンを使いましょう。

❹よくかんで食べる
→よくかむことで血糖値の急上昇を抑え、脂肪がつきにくくなり、食べすぎも抑えられます。

❺脂質の少ない部位を選ぶ
→(牛と羊を中心に)ヒレ、ロース、レバーなどを選びましょう。

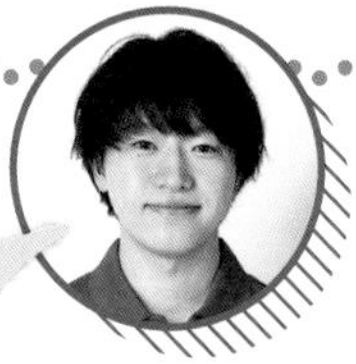

Q ファストフードでは、何を食べればいい？

A たとえばハンバーガーショップなら、ポイントはたった1つ。

・糖質、脂質の高いフライドポテトを控える

サイドメニューをサラダにすれば、たまには好きなバーガーを食べてよいと思います。飲み物は加糖の炭酸飲料やジュースではなく、ウーロン茶やアイスティーなどのお茶系がおすすめです。

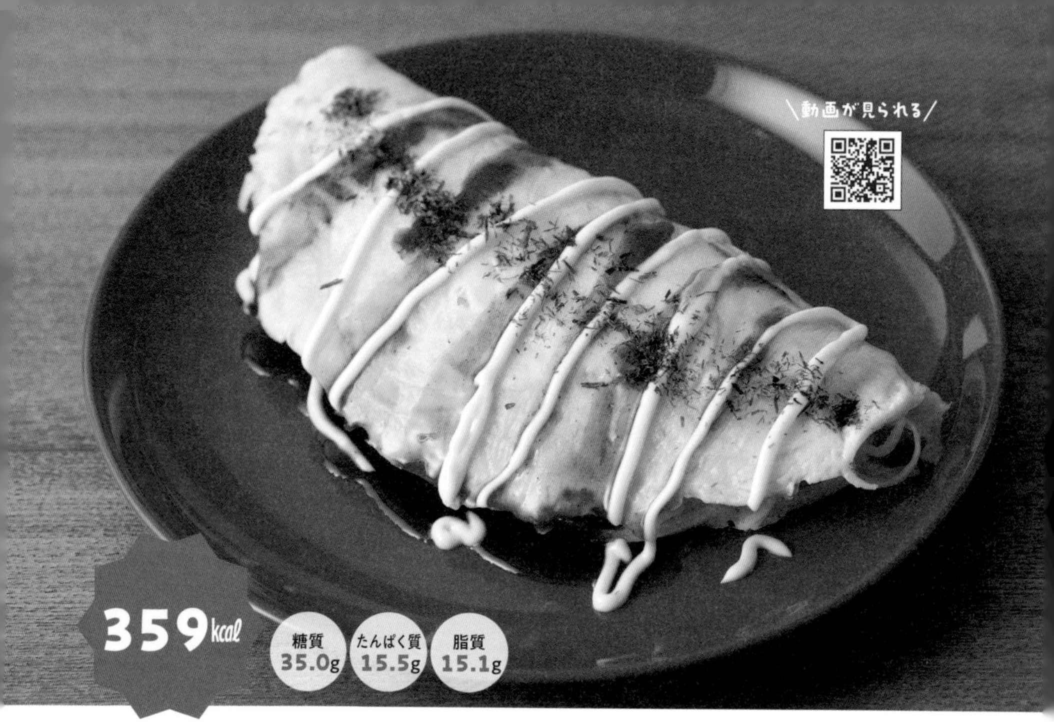
＼動画が見られる／
359kcal
糖質
35.0g
たんぱく質
15.5g
脂質
15.1g

おなかいっぱい食べたいときに

玉ねぎ とんぺい焼き風

【材料】（1枚分）
玉ねぎ…1個
かたくり粉…大さじ2
ピザ用チーズ…10g
卵…2個
中濃ソース…適量
マヨネーズ
（カロリーオフのものがおすすめ）…適量
青のり…適量

【作り方】

❶ 玉ねぎは薄切りにし（スライサーでがおすすめ）、ボウルに入れる。
❷ かたくり粉、チーズ、卵を加えてまぜる。
❸ 耐熱皿にラップを敷き、❷を広げる。
❹ ラップをかけずに電子レンジで8分ほど加熱する。とり出して、ラップごと半分に折りたたむ。
❺ ソースやマヨネーズ、青のりをかける。

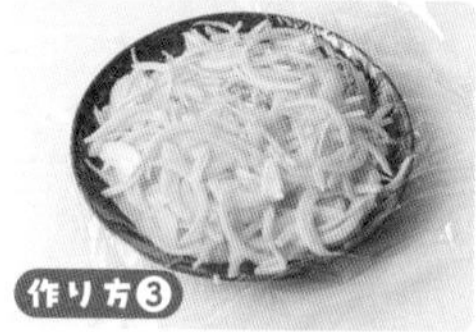

作り方③

ラップを敷いた皿に具材を広げる。

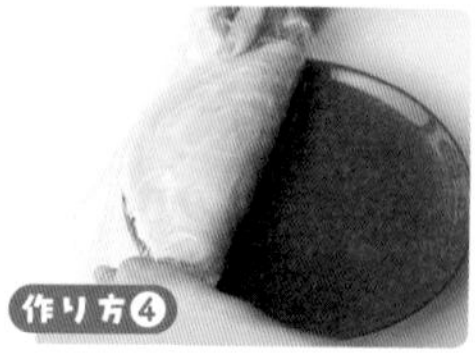

作り方④

レンジで加熱したあと、ラップごと折りたたみ、なじませる。

ワンポイント

ラップ＆レンジ調理でフライパンいらず、油いらずで、おなかが満足するとんぺい焼きが作れます。玉ねぎをキャベツにかえてもおいしいです。

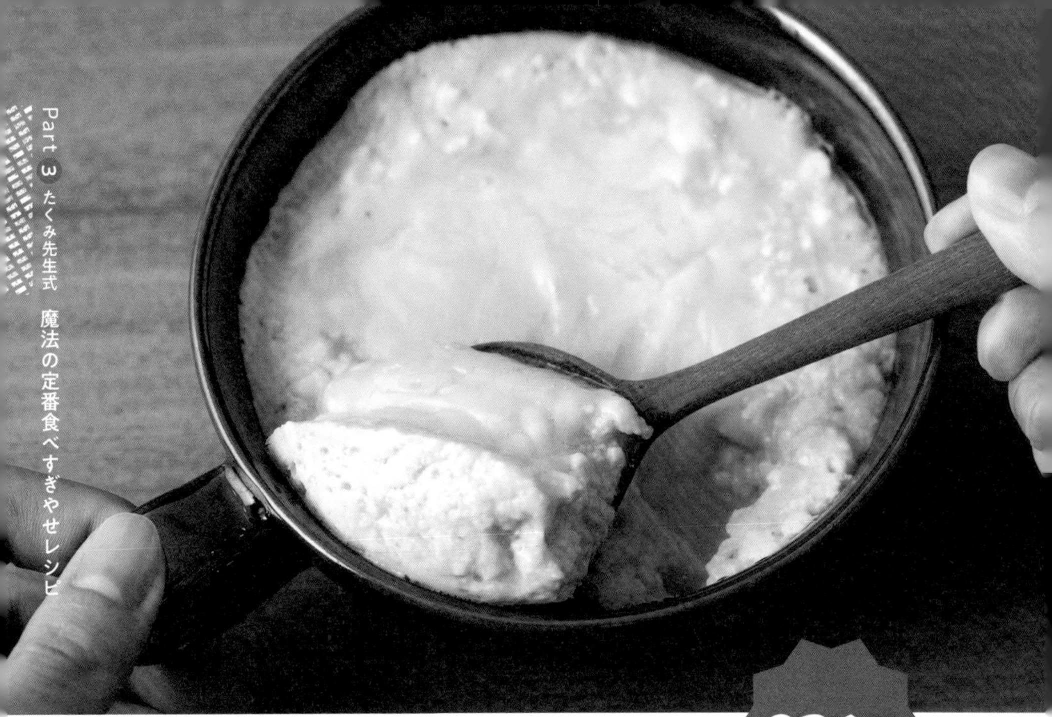

231 kcal

糖質 3.6g　たんぱく質 18.5g　脂質 14.9g

たんぱく質がたっぷりとれる

ふわとろ とうふグラタン

【材料】（1食分）

とうふ（絹ごし）
…150g
卵…1個
ピザ用チーズ…20g
顆粒スープ（コンソメ）
…小さじ1

【作り方】

❶ 耐熱の器にとうふ、卵、顆粒スープを入れてまぜる。

❷ チーズをのせ、ラップをふんわりかけて、電子レンジで2分30秒ほど加熱する。

＼動画が見られる／

ワンポイント

低糖質・高たんぱく質で夜食にもおすすめ。コンソメのかわりにキムチを加えて韓国のりを散らすと、韓国風になります。

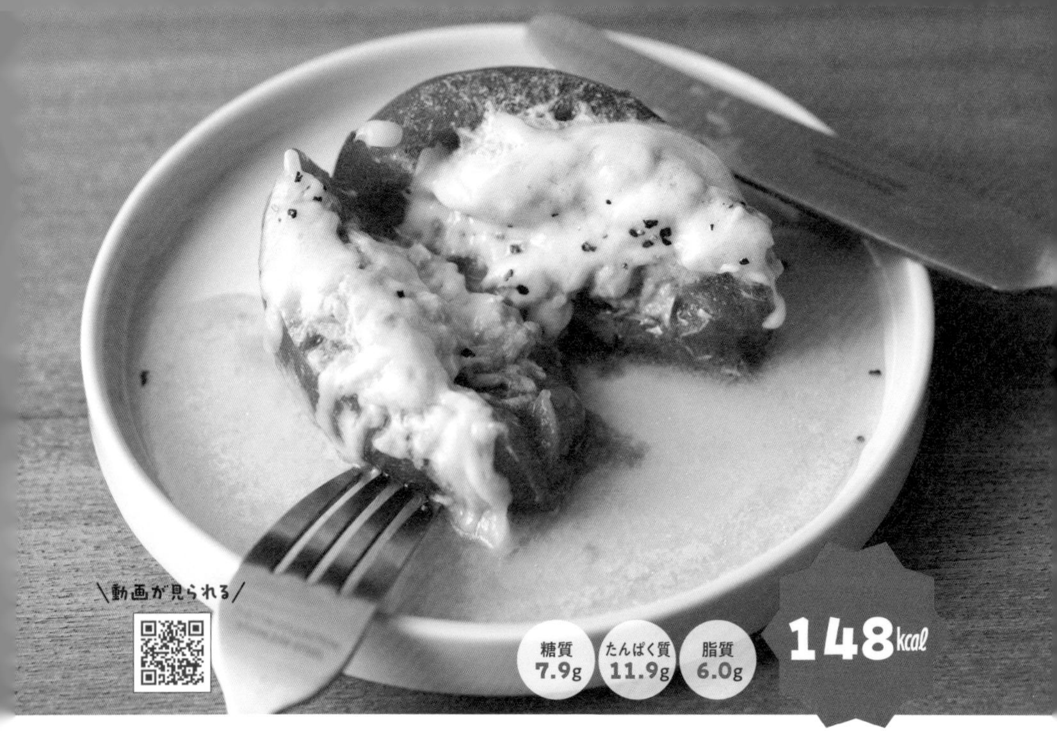

＼動画が見られる／

糖質 7.9g　たんぱく質 11.9g　脂質 6.0g　148kcal

トマト＆ツナ＆チーズの組み合わせは鉄板

トマツナチーズ

【材料】（1食分）

トマト…1個
ツナ缶
（ノンオイル・70g入り）
…1缶

ピザ用チーズ…10g
しょうゆ…小さじ1
マヨネーズ…小さじ1
黒こしょう…少々

【作り方】

❶ トマトの上下を切り落とし、中身をくり抜く。
❷ 缶汁をきったツナ、しょうゆ、マヨネーズをまぜ合わせ、トマトに詰める。
❸ チーズをのせる。
❹ 耐熱皿にのせ、ラップをふんわりかけて、電子レンジで2分ほど加熱する。
❺ 黒こしょうを振る。

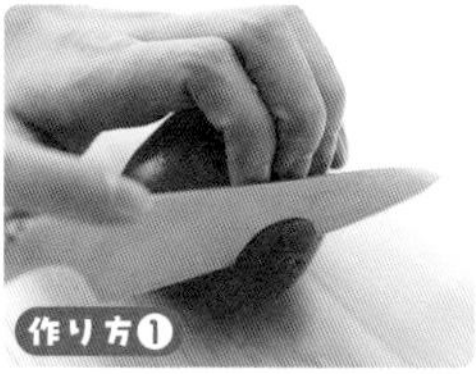

トマトを立たせるために、下の部分を少しカットする。

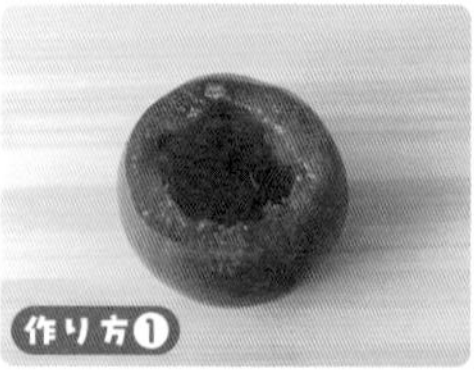

上もカットし、中身をくり抜いたあとはこんな感じに。

ワンポイント

相性バツグンのトマト、ツナ、チーズ。レンチンすることでめちゃくちゃおいしくなります。

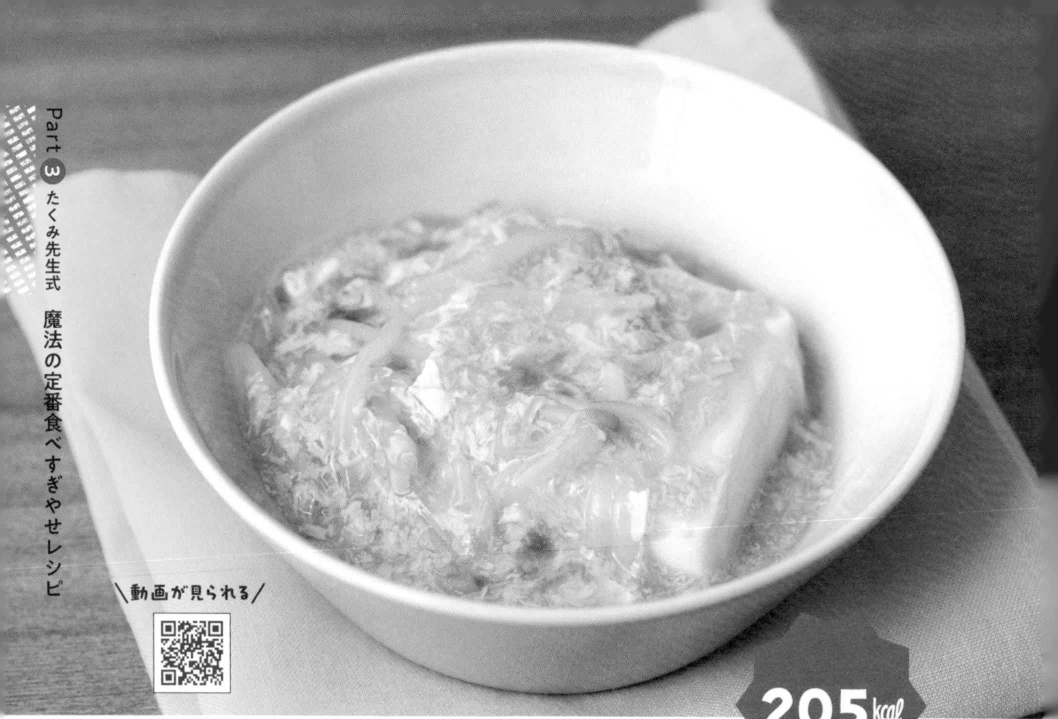

＼動画が見られる／

205kcal

夜中の食欲をしっかり満たす

とろたまどうふ

糖質 8.3g　たんぱく質 15.5g　脂質 10.6g

【材料】（1食分）

とうふ（絹ごし）…150g
もやし…1/2袋
卵…1個
鶏ガラスープのもと
…小さじ1/2
しょうゆ…大さじ1/2
かたくり粉
…大さじ1/2
にんにく（チューブ）
…1cm
ラー油…少々

【作り方】

❶ なべに水150ml、鶏ガラスープのもと、しょうゆ、にんにくを入れて火にかけ、ひと煮立ちさせる。
❷ かたくり粉は水大さじ2でといておく。
❸ ❶にもやし、❷を加えてまぜる。
❹ とろみがついたら、卵をといて回し入れ、軽くまぜ、火を止める。
❺ とうふを耐熱の器に入れ、電子レンジで2分ほど加熱する。
❻ ❺に❹をかけ、ラー油を加える。

ワンポイント

低糖質・高たんぱく質で栄養バランスも◎。夜遅くても、やさしい味で体も心も満たされます。

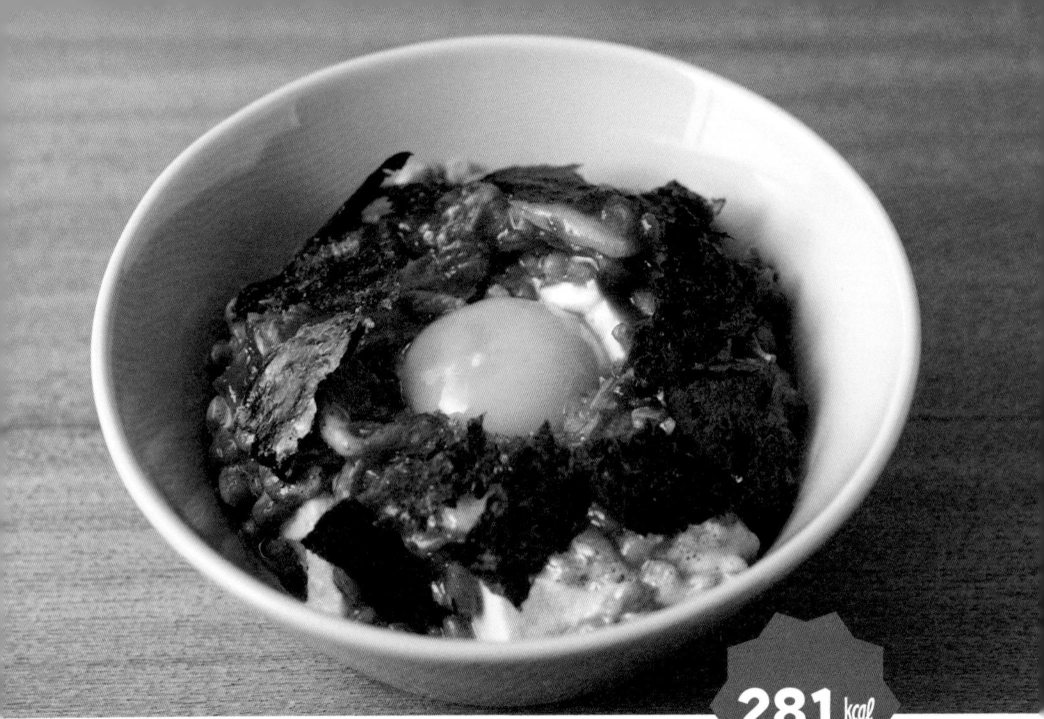

281 kcal

お手軽食材でユッケの味わい

韓国納豆ユッケ風

糖質 5.7g　たんぱく質 17.9g　脂質 18.3g

【材料】（1食分）

納豆…1パック
とうふ（絹ごし）…150g
しょうゆ…小さじ1
ごま油…小さじ1
酢…小さじ1
卵黄…1個分
にんにく（チューブ）
…1cm
白菜キムチ…30g
焼きのり…適量

【作り方】

❶ 納豆に酢を加えてまぜる（付属のたれは使わない）。
❷ ❶、とうふ、しょうゆ、ごま油、にんにくを器に入れ、まぜる。
❸ キムチ、卵黄、焼きのりをのせる。軽くまぜながら食べる。

＼動画が見られる／

ワンポイント

納豆＋酢、キムチ、とうふ、卵というお手軽かつ最強食材を組み合わせたなんちゃってユッケ。韓国のりを使うのもおすすめです。

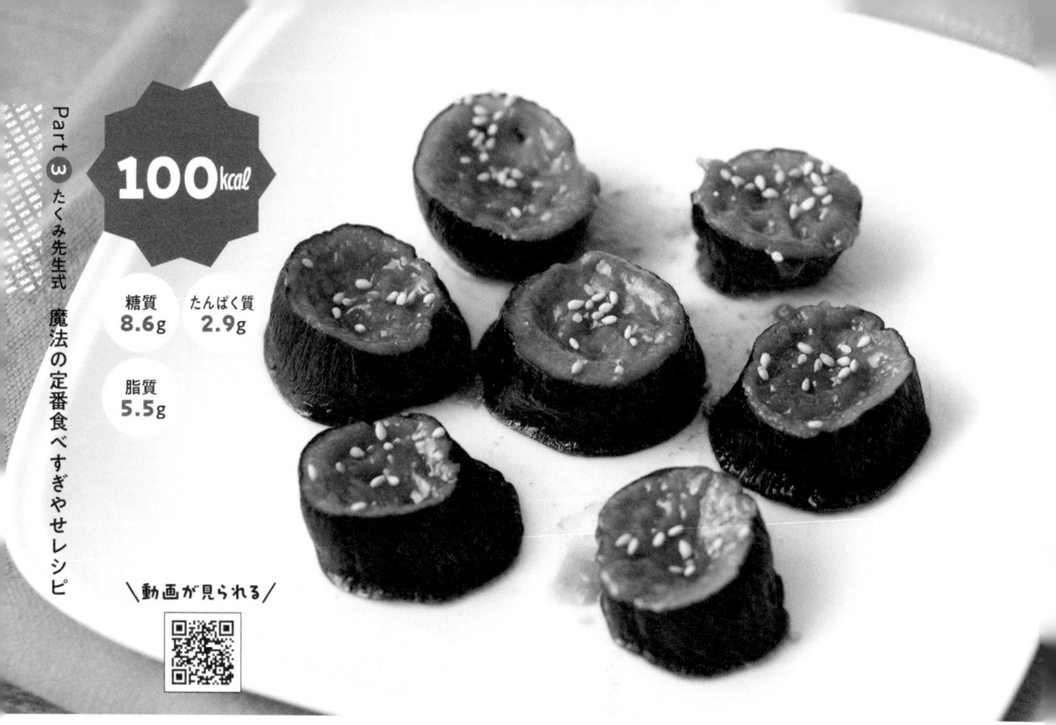

100kcal

糖質 8.6g
たんぱく質 2.9g
脂質 5.5g

＼動画が見られる／

便秘解消に期待

おつまみなす田楽

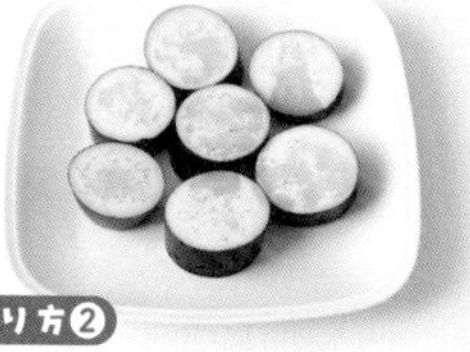

作り方❷

なすは縮むので、皿いっぱいに並べてOK。オリーブオイルはスプーンで少しずつかけて。

【材料】（1食分）

なす…大1個
オリーブオイル
…小さじ1
みそ…大さじ1
みりん…小さじ1
いり白ごま…適量

【作り方】

❶ なすは2cm厚さの輪切りにし、水に5分さらして水けをきる。
❷ ❶を耐熱皿に並べ、オリーブオイルをかける。
❸ ラップをふんわりかけて、電子レンジで5分ほど加熱する。
❹ みそとみりんをまぜ合わせ、なすに塗ってラップをかけずに電子レンジで1分ほど加熱する。
❺ ごまをかける。

ワンポイント

食物繊維が豊富ななすとオリーブオイル、発酵食品のみそでお通じをよくしましょう。

食べてやせる魔法の法則③

色を変えれば自然とやせる

何を食べていいのかわからない！というときは、食べ物の色を意識してみましょう。一般的に、茶色っぽいものはエネルギー値の高いものが多く、緑や赤の食べ物はエネルギー値の低い食べ物が多いです。白っぽいものは少なめにして加えること。

太る色

- 茶：から揚げ、ハンバーグ、ドーナツなど
- 白：ごはん、パン、うどんなど
- 黄：卵、とうもろこし、さつまいもなど
- 赤：トマト、にんじん、りんごなど
- 緑：葉物野菜全般、ピーマン、枝豆、ブロッコリーなど

↓

やせる色

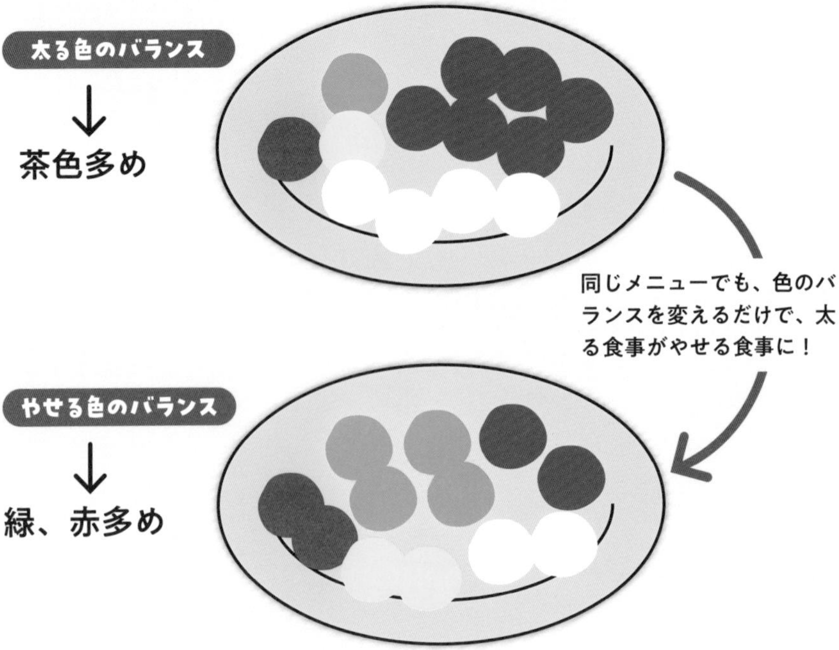
太る色のバランス
↓
茶色多め
同じメニューでも、色のバランスを変えるだけで、太る食事がやせる食事に！
やせる色のバランス
↓
緑、赤多め

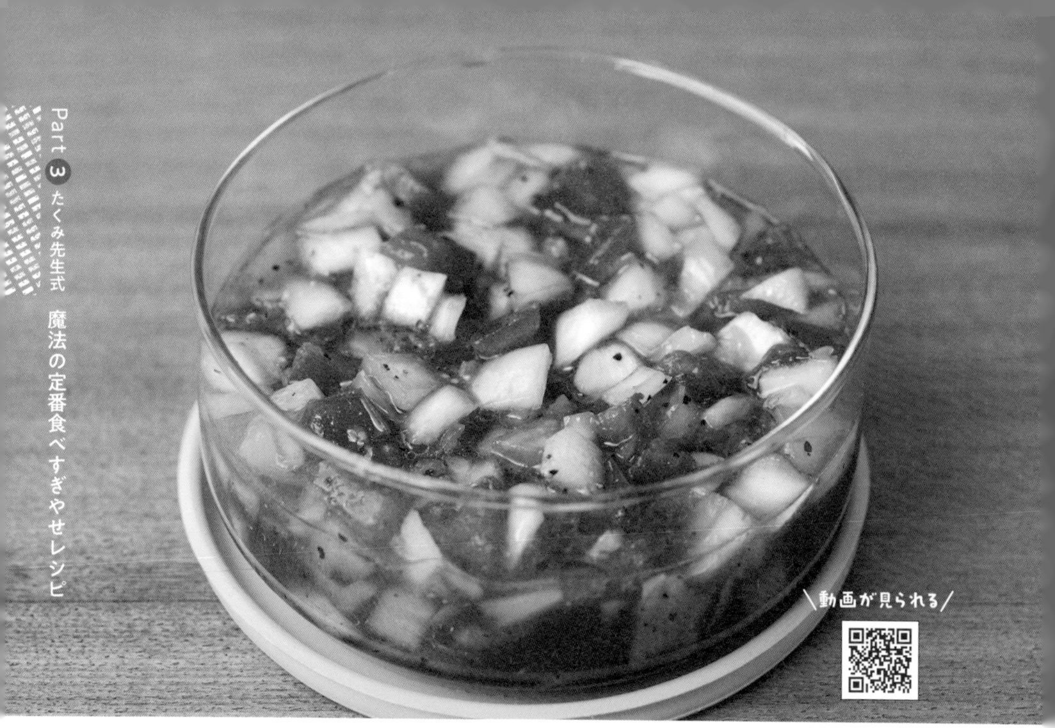

玉ねぎ&トマト&酢の強力やせパワー

万能トマト醤《ジャン》

1食分(50g)
43kcal

糖質 3.0g
たんぱく質 0.5g
脂質 3.0g

【材料】（作りやすい分量）

トマト…1個
玉ねぎ…1/2個
オリーブオイル…大さじ2
酢…大さじ2
しょうゆ…大さじ2
はちみつ…小さじ1
黒こしょう…小さじ1

【作り方】

❶ トマトと玉ねぎは1センチ角に切り、容器に入れる。
❷ 残りの材料を加えて軽くまぜ、冷蔵室で一晩おく。

【保存期間】冷蔵で3～4日

ワンポイント

代謝アップ作用が期待できる玉ねぎとトマトを使ったたれです。蒸し鶏や冷しゃぶ、とうふにかけると、とってもおいしいんです。

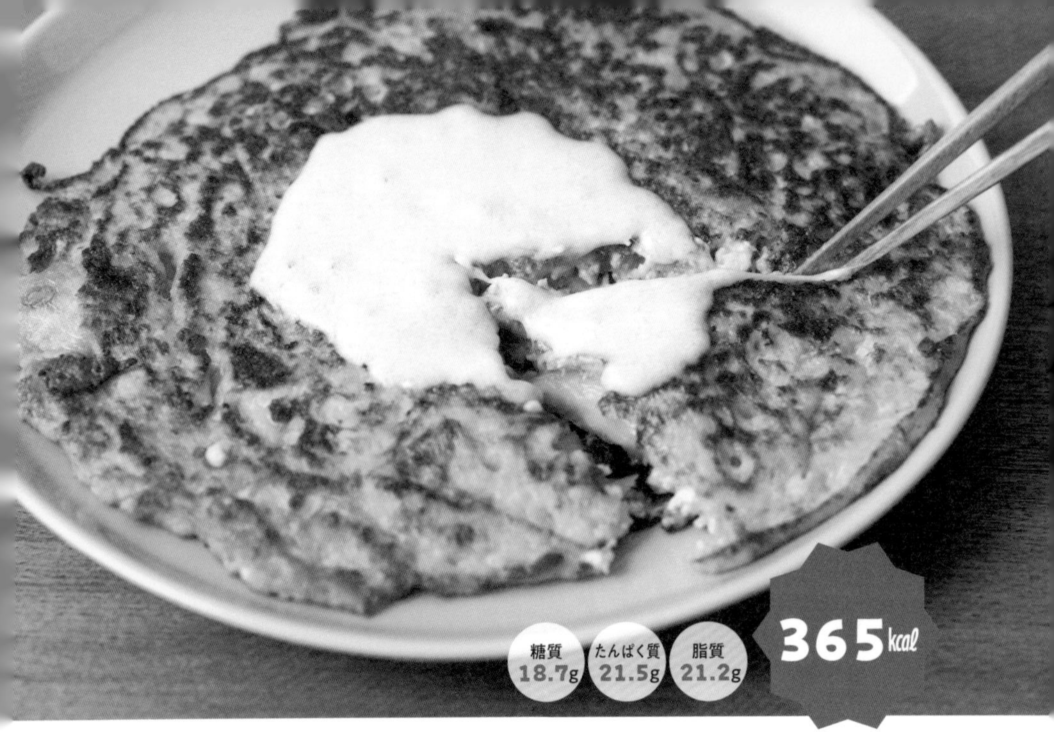

糖質 18.7g　たんぱく質 21.5g　脂質 21.2g

365kcal

発酵食品のキムチで代謝アップを

キムチチーズチヂミ

＼動画が見られる／

【材料】（1枚分）

白菜キムチ…50g
ピザ用チーズ…20g
とうふ（絹ごし）…150g
卵…1個
スライスチーズ（とろけるタイプ）…1枚（10g）
かたくり粉…大さじ2
ごま油…小さじ1

【作り方】

❶ とうふはボウルに入れてつぶし、卵を加えてまぜる。
❷ かたくり粉、キムチ、ピザ用チーズを加えてさらにまぜる。
❸ ごま油を引いたフライパンで❷を焼く。
❹ 3分焼いたらひっくり返し、反対の面をこんがりとするまで焼く。
❺ スライスチーズのせ、ふたをしてチーズをとかす。

ワンポイント

キムチをたっぷり使ったチヂミです。キムチの食物繊維、乳酸菌、カプサイシンはダイエット効果が期待できます。

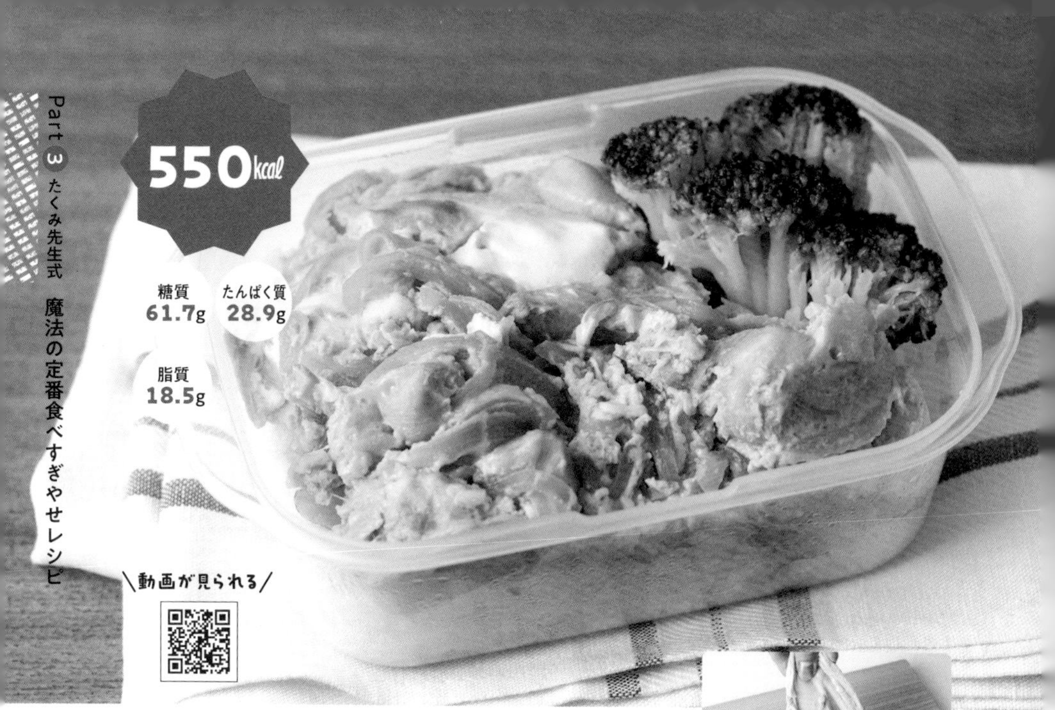

550kcal

糖質 61.7g
たんぱく質 28.9g
脂質 18.5g

＼動画が見られる／

お弁当にもおすすめ

レンチン親子丼

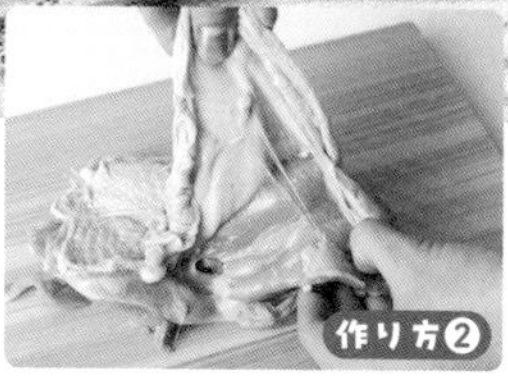

鶏肉は皮をはいで使う。

【材料】（1食分）
鶏もも肉…100g
卵…1個
玉ねぎ…1/4個
めんつゆ（2倍濃縮）…大さじ1
しょうゆ…大さじ1
あたたかいごはん…150g
ブロッコリー（冷凍）…30g

【作り方】

❶ 玉ねぎは薄切りにする。
❷ 鶏肉は皮をとり除いて、一口大に切る。
❸ 耐熱容器に玉ねぎ、鶏肉、めんつゆ、しょうゆ、水大さじ2を入れ、ラップをふんわりかけて、電子レンジで6分ほど加熱する。
❹ 卵を割り入れて軽くまぜ、ラップをかけずに電子レンジで2分ほど加熱する。
❺ ごはんを器に盛り、❹をのせ、解凍したブロッコリーを添える。

ワンポイント

鶏肉は胸肉でもOKですが、もも肉でも皮をとれば脂質は少なくなります。耐熱の保存容器でつくれば、そのままお弁当にも。

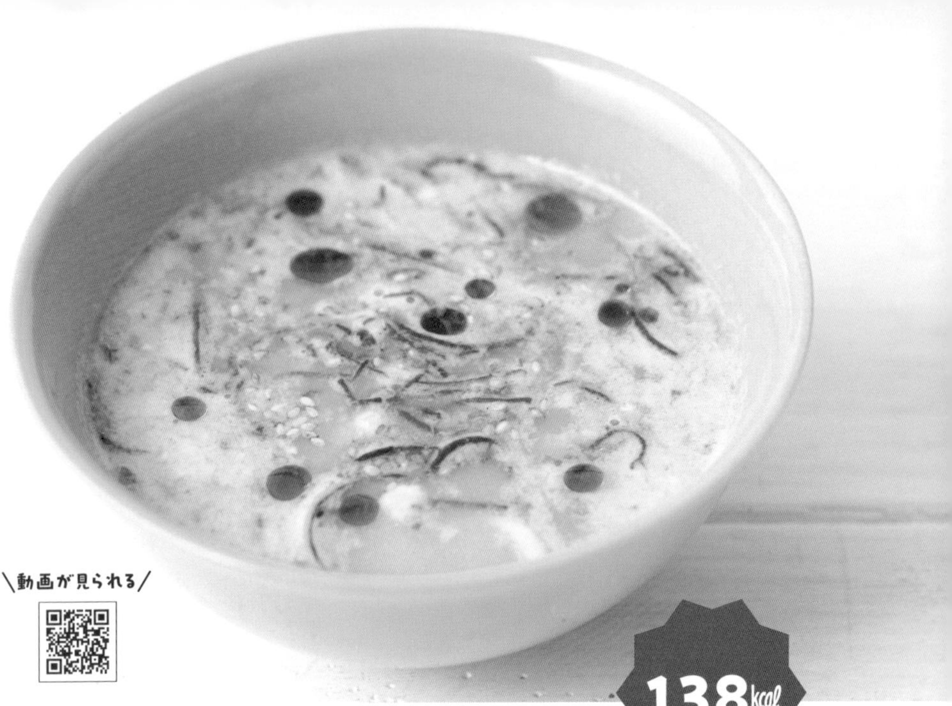

＼動画が見られる／

138kcal

糖質 7.3g　たんぱく質 10.1g　脂質 6.4g

もずくパワーをスープに生かす

もずく酸辣湯《サンラータン》

【材料】（1食分）

もずく酢…1パック
卵…1個
かに風味かまぼこ
　…2本（1本15ｇ）

鶏ガラスープのもと
　…小さじ1
しょうゆ…小さじ1/2
しょうが（チューブ）…1cm

ラー油…適量
いり白ごま…適量

【作り方】

❶ 耐熱の器にもずく酢、卵、ほぐしたかにかまを入れてまぜる。
❷ 鶏ガラスープのもと、しょうゆ、しょうが、水150mlを加えて軽くまぜる。
❸ ラップをかけずに電子レンジで3分ほど加熱する。
❹ ラー油とごまを振る。

ワンポイント

もずく酢の酸味と卵のコクが合わさって、意外なおいしさ。小腹も満たせるので、夜食にもおすすめです。

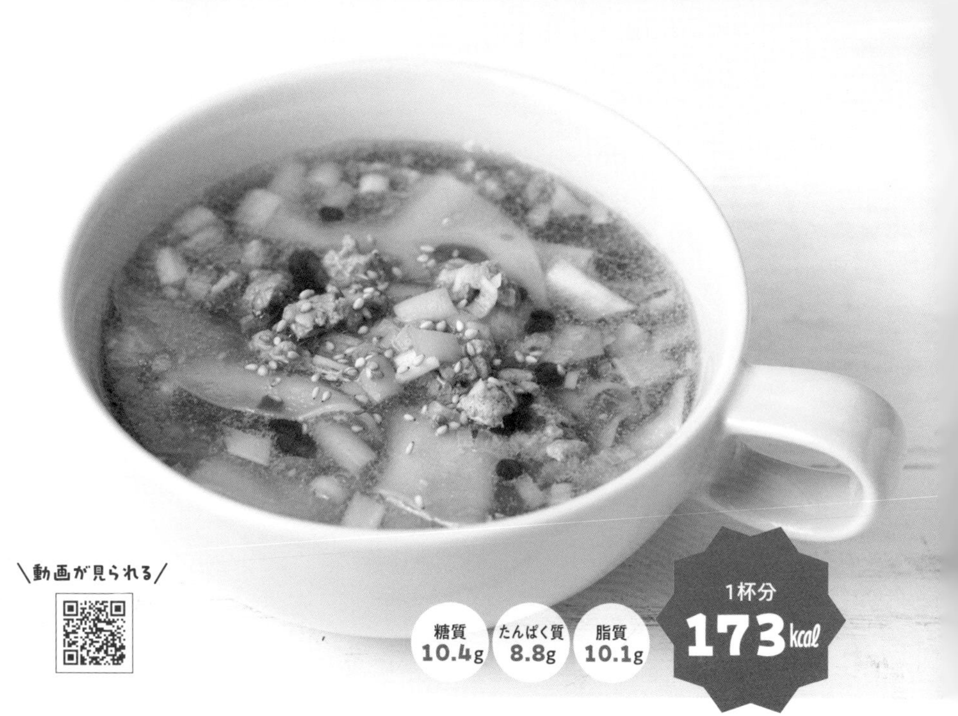

＼動画が見られる／

1杯分 173kcal

糖質 10.4g　たんぱく質 8.8g　脂質 10.1g

「炭水化物食べたい欲」を満たす

ズボラワンタン風スープ

【材料】（2杯分）

ギョーザの皮…7枚
ねぎ…10cm
豚ひき肉…80g
ごま油…小さじ1
鶏ガラスープのもと…大さじ1
しょうゆ…大さじ1
ラー油…適量
いり白ごま…適量

【作り方】

❶ ギョーザの皮は半分に切り、ねぎはみじん切りにする。
❷ なべにごま油を引いて、ねぎと豚ひき肉をいためる。
❸ 水500ml、鶏ガラスープのもと、しょうゆを加えてひと煮立ちさせ、❶のギョーザの皮を入れて2分ほど煮る。
❹ 器に盛り、ラー油とごまを振る。

※残った分は保存容器に移しかえて冷蔵し、2日程度で食べきる。

ワンポイント

ラーメンやうどんが食べたくなったときは、ギョーザの皮にしましょう。食べごたえがあるのに、低カロリー。しかも超簡単にできます。

納豆・とうふは〇〇と組み合わせよう!

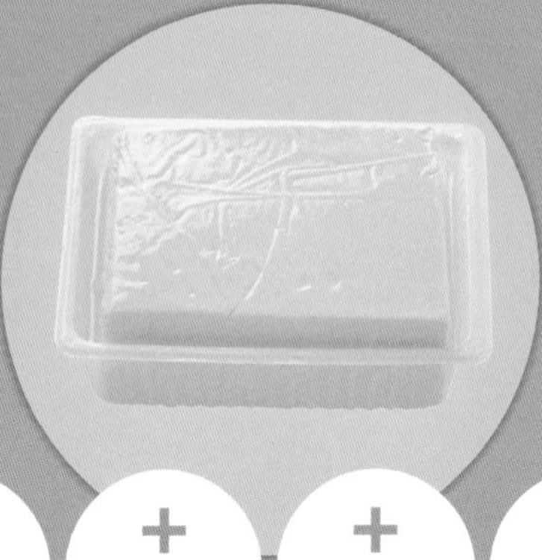

とうふに合う6つの食材

＋めかぶ　＋納豆　＋キムチ　＋トマト　＋梅干し　＋かつお節

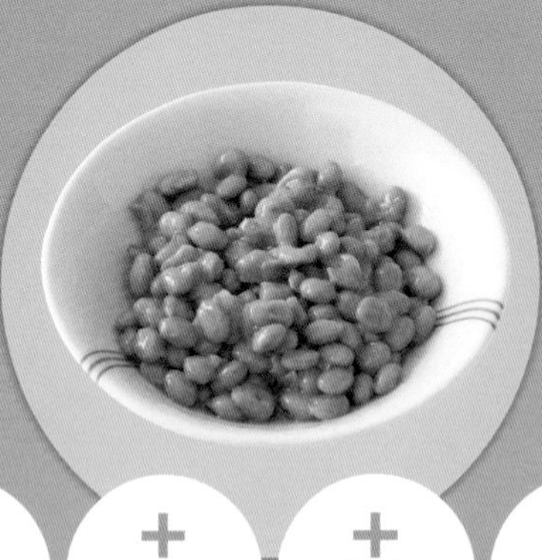

納豆に合う5つの食材

＋酢　＋アボカド　＋大根おろし　＋キムチ　＋めかぶ

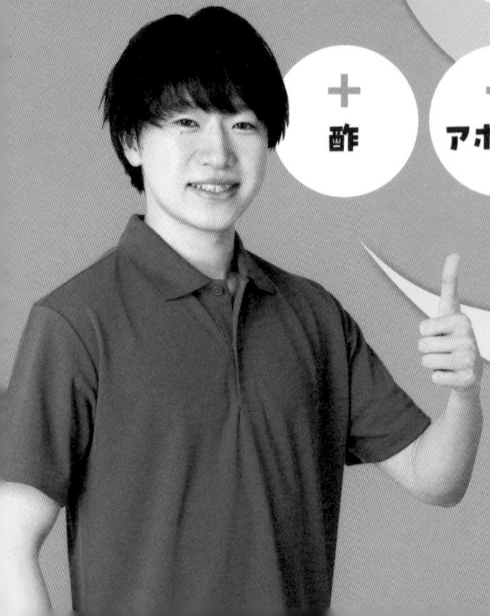

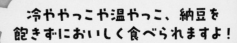

冷ややっこや温やっこ、納豆を飽きずにおいしく食べられますよ!

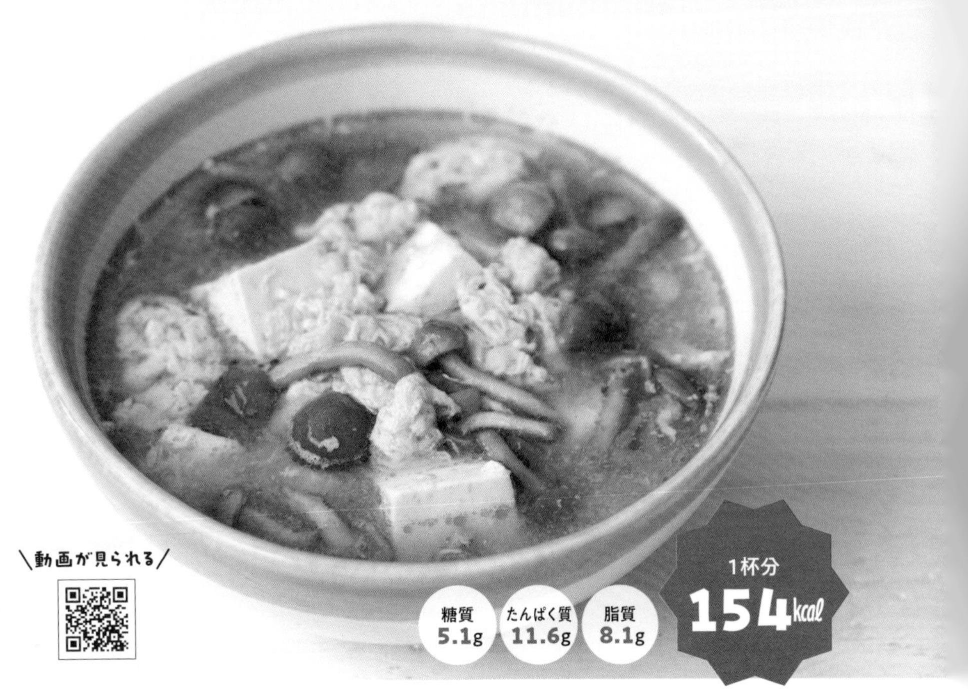

＼動画が見られる／

糖質 5.1g
たんぱく質 11.6g
脂質 8.1g
1杯分 154kcal

なめこでパワーを実感しよう

なめこでスッキリスープ

【材料】（2杯分）

なめこ…1袋
卵…2個
とうふ（絹ごし）…150g
鶏ガラスープのもと…大さじ1
しょうゆ…大さじ2
酢…大さじ1
ラー油…適量

【作り方】

❶ なべに水500ml、鶏ガラスープのもと、しょうゆ、なめこ、食べやすい大きさに切ったとうふを入れて火にかけ、2～3分煮る。

❷ 卵をといて回し入れ、ひと煮立ちさせる。

❸ 酢、ラー油を加える。

※残った分は保存容器に移しかえて冷蔵し、2日程度で食べきる。

ワンポイント

なめこに含まれる栄養成分は腸内の老廃物をデトックスしたり脂質の代謝を促します。積極的にとりましょう。

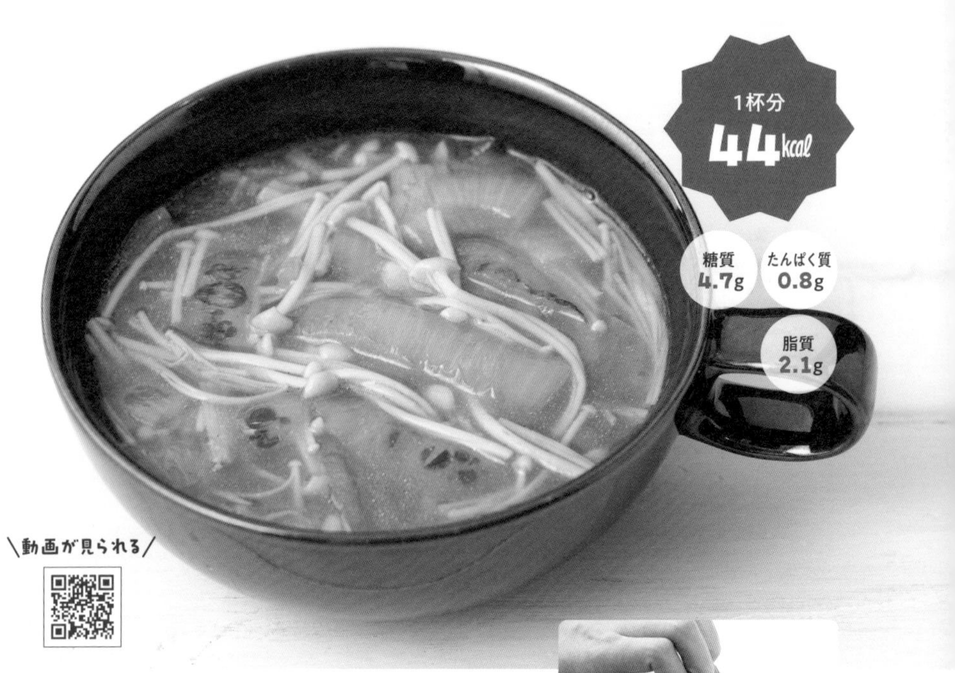
1杯分
44kcal
糖質
4.7g
たんぱく質
0.8g
脂質
2.1g

＼動画が見られる／

✦玉ねぎの甘さを引き出した

デトックス
玉ねぎスープ

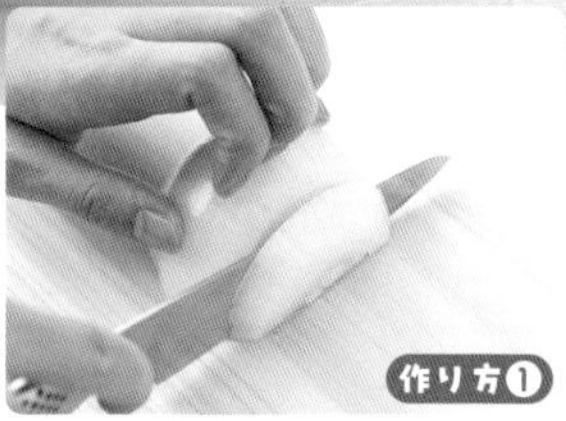
作り方❶
玉ねぎは１㎝厚さに切る。

【材料】（2杯分）
玉ねぎ…1/2個
えのきだけ…1/2袋（約100ｇ）
オリーブオイル…小さじ１
顆粒スープ（コンソメ）…小さじ1
塩、こしょう……各少々

【作り方】
❶ 玉ねぎは1cmほどの厚さに切る。えのきは半分に切る。
❷ ❶を耐熱容器に入れ、ラップをかけて電子レンジで5分ほど加熱する。
❸ 熱したフライパンにオリーブオイルを入れ、❷を焼き色がつくまでじっくりいためる。えのきを加え、いため合わせる。
❹ 水400ml、顆粒スープ、塩、こしょうを加え、10分ほど煮る。

ワンポイント
しっかりいため＆煮込んだ甘い玉ねぎは体脂肪の燃焼、むくみ解消に。ベーコンを一緒にいためるとコクがアップ。

※残った分は保存容器に移しかえて冷蔵し、2日程度で食べきる。

1杯分
121kcal

糖質 15.3g
たんぱく質 3.6g
脂質 3.7g

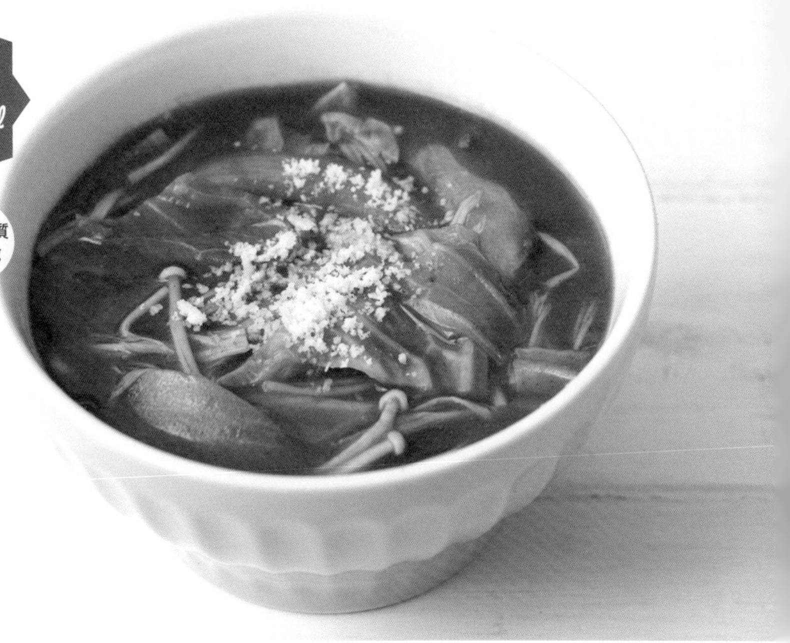

＼動画が見られる／

しっかり味の食べるスープ

トマトカレースープ

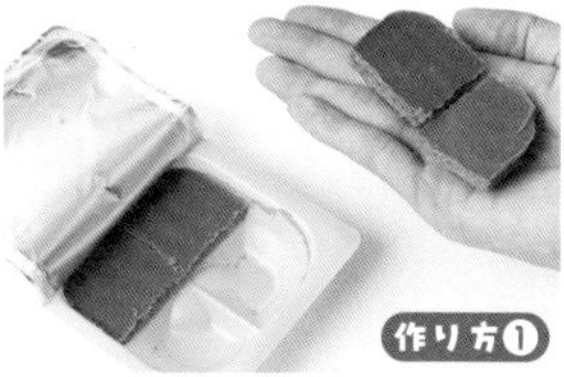

カレーのルーは1箱の4分の1程度が目安。

【材料】（4杯分）

- トマト缶（カット）…1缶
- カレーのルー…2かけ
- キャベツ…1/2個
- 玉ねぎ…1個
- えのきだけ…1袋(200g)
- 塩、こしょう…各少々
- 粉チーズ…適量

【作り方】

❶ キャベツは食べやすい大きさ、えのきは半分に切り、玉ねぎはくし形切りにする。
❷ なべにトマト、トマト缶と同量の水を入れ、火にかける。❶を加えて10分ほど煮込み、ルーを加える。
❸ 塩、こしょうで味をととのえる。
❹ 器に盛り、粉チーズをかける。

※残った分は保存容器に移しかえて冷蔵し、2日程度で食べきる。

ワンポイント

トマトや玉ねぎには代謝アップや体脂肪燃焼を促す成分が。カレーのコクで食欲も満たされて、超満足。ごはんを加えてリゾットにするのもおすすめです。

教えて！ たくみ先生
こんなときどうすればいい？

Q 昨夜飲み会に行って、1キロ太りました……。

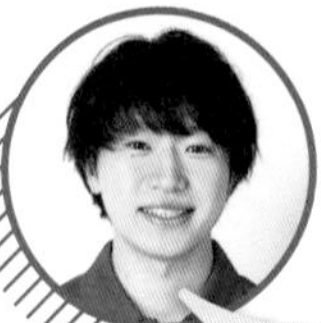

A 飲み会は楽しめましたか？
たまには思いっきり楽しみましょう。

外食は塩分が高めですよね。**塩分をとりすぎると体が水分をため込んでしまう**ので、翌日はどうしてもむくみがちになります。
また、お酒もむくみの原因になります。
だからきっと、体重がふえたのも一時だけ。
今日は消化のいいものを食べて調整しましょう。「梅干し脂肪燃焼スープ」(46ページ参照)がおすすめです。

Q 毎日の体重はいつはかればいいですか？

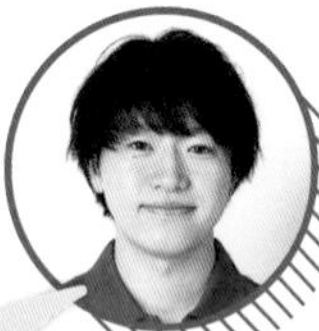

A 体重をはかる時間は、**起床後、朝食を食べる前が**ベストです。

入浴後や就寝前にはかると、その日食べたもので体重が変動したり、夕食の重量の影響をそのまま受けてしまいます。

毎日はかるなら「朝起きてすぐ」と決めて習慣にしましょう。

食べてやせる魔法の法則④

暴飲暴食したら、翌日にリセット

旅行や年末年始など、暴飲暴食してしまう機会があります。食べすぎた分がすぐ脂肪になるわけではありませんが、明らかにエネルギーが過剰な状態にあることは間違いありません。さっさと消化してエネルギーに変換しないと、体に残って脂肪となり、体重増加につながります。

食べすぎた日の翌日は、消化のよいものを食べ、お通じをよくして、体を燃やせる状態にリセットしておくことが大切です。旅行などで暴飲暴食が続いたときは、数日間かけて調整していきましょう。

食べてやせる魔法の法則⑤

「やせやすさ」を助けるビタミンB群

ダイエットをするなら、あえてとってほしいビタミンがあります。それがビタミンB群です。

まず、ビタミンB_1は糖質の代謝を助けてくれます。ビタミンB_2には、食事でとった脂質を分解してエネルギーに変えてくれる働きが。つまり、脂肪が燃えやすい体になる手助けをしてくれるわけです。「運動しているのにやせない」という人は、ビタミンB_1やB_2が不足しているのかもしれません。また、ビタミンB_6はたんぱく質の合成、つまり食べたものが血液や筋肉になる手助けをします。筋肉をつけることで、代謝もよくなります。

ビタミンB群は体にためておくことができないので、毎日の食事から摂取しましょう！

ビタミンB群の多い食材

とうふ、バナナ、鶏肉、豚肉、キャベツ、まぐろ、鮭など。

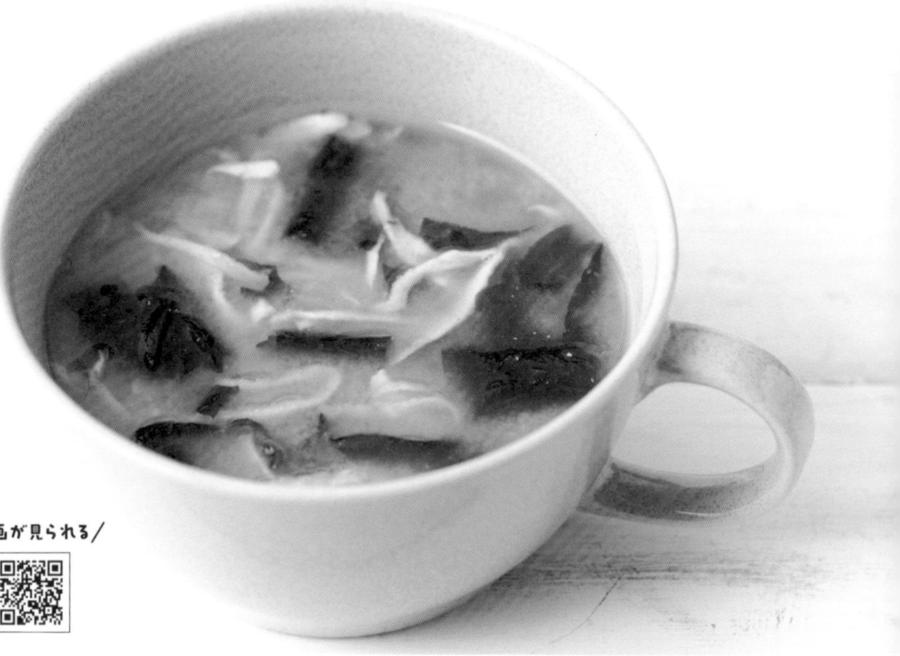

\動画が見られる/

✦2つの食材で食物繊維がとれる

秘伝の便秘解消みそ汁

52kcal

糖質	たんぱく質	脂質
5.6g	3.1g	1.1g

【材料】（1杯分）

みそ…大さじ1
しょうが（チューブ）…1cm
切り干し大根…5g
乾燥わかめ…小さじ1
かつお節…1g
熱湯…200ml

【作り方】

❶ カップに、みそ、しょうが、切り干し大根、乾燥わかめ、かつお節を入れ、湯を注いでまぜる。

ワンポイント

わかめと、切り干し大根の食物繊維がとれるみそ汁です。便秘がちなときにおすすめ。食材にお湯を注ぐだけでできるので、なべやまないたも不要です。

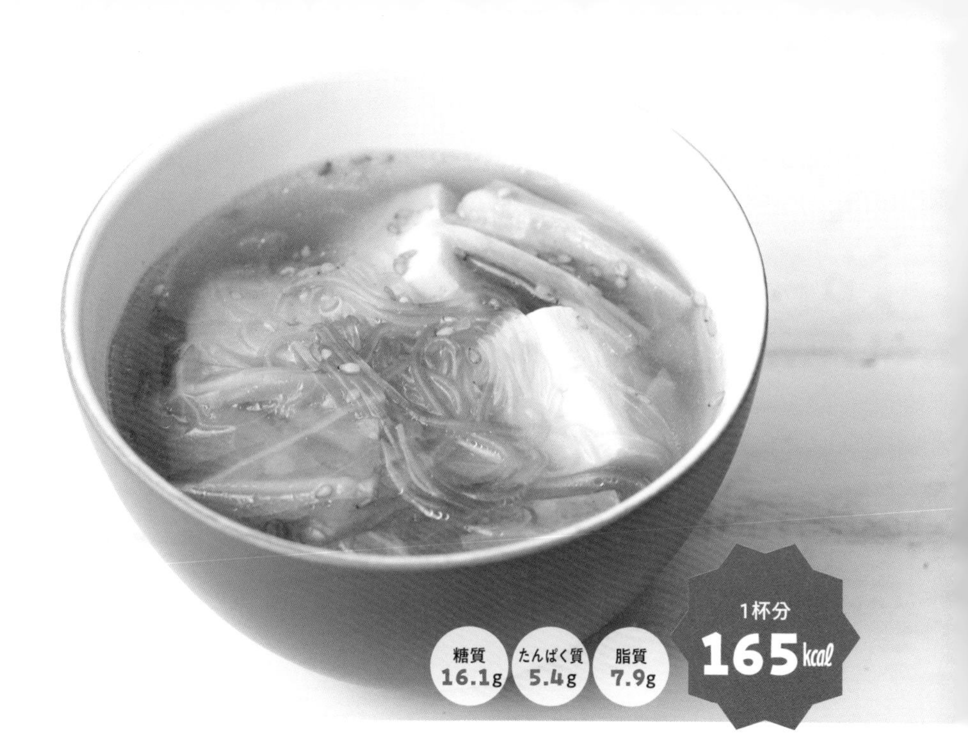

1杯分
165kcal
糖質 16.1g
たんぱく質 5.4g
脂質 7.9g

食前に食べて食べすぎを防ぐ

サラダがわりの満腹スープ

【材料】（3杯分）

キャベツ…1/4個

A　とうふ（木綿）…150g
　はるさめ…40g
　鶏ガラスープのもと…大さじ1
　しょうゆ…大さじ1
　にんにく（チューブ）…2cm

ごま油…大さじ1

いり白ごま…大さじ1

塩、こしょう…各少々

【作り方】

❶ キャベツはざく切りにする。

❷ なべに水800mlを入れて火にかけ、Aを加えて5分ほど煮る。

❸ ごま油、ごま、塩、こしょうを加えてまぜる。

※残った分は保存容器に移しかえて冷蔵し、2日程度で食べきる。

＼動画が見られる／

ワンポイント

このスープを食事の前にとれば、食欲が抑えられます。キャベツが入っているので、サラダがわりにも。

おすすめできない 4つのダイエット

1 糖質をとらない

人間の体は、たんぱく質、炭水化物、脂質をバランスよくとることで本来の機能を発揮します。糖質（炭水化物）をとらないと、脂肪を燃焼しづらい、代謝の悪い体になってしまいます。

2 糖質オフの市販食品ばかり食べる

糖質はカットされていますが、そのぶん、脂質、人工甘味料などの食品添加物が多くなっているものも。無理に糖質をカットすると、味も落ちるので食事の満足感がありません。

3 夜はサラダだけ

エネルギー値は低いですが、たんぱく質不足になると、筋肉量や代謝が落ち、リバウンドしやすい体に。

4 食事制限なしで筋トレばかりする

筋トレだけでは、さほど脂肪は燃焼しません。健康な体づくりならいいですが、体重を落としたいなら食事を変えることが必須。食事9割、運動1割くらいと考えておきましょう。

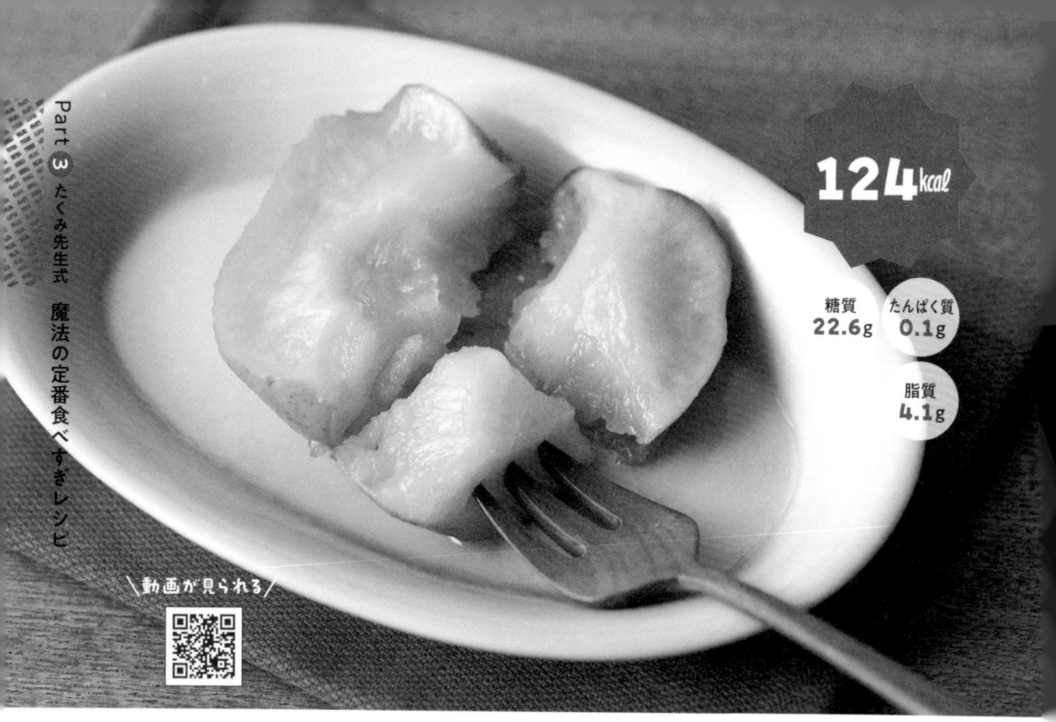
124kcal
糖質
22.6g
たんぱく質
0.1g
脂質
4.1g

＼動画が見られる／

りんごがおしゃれスイーツに早変わり

レンチン焼きりんご

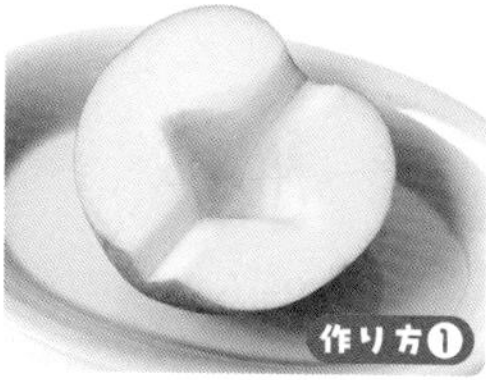

りんごは芯をくり抜く。

【材料】（1食分）

りんご…1/2個
はちみつ…小さじ1
レモン汁…小さじ1
オリーブオイル…小さじ1

【作り方】

❶ りんごは皮つきのまま芯の部分をくり抜く。
❷ くり抜いた部分にはちみつ、レモン汁、オリーブオイルを入れる。
❸ 耐熱皿にのせ、ラップをふんわりかけて、電子レンジで5分ほど加熱する。

ワンポイント

りんごの皮にはペクチンという食物繊維が豊富です。ペクチンには整腸作用があるので、お通じ改善に役立ちます。

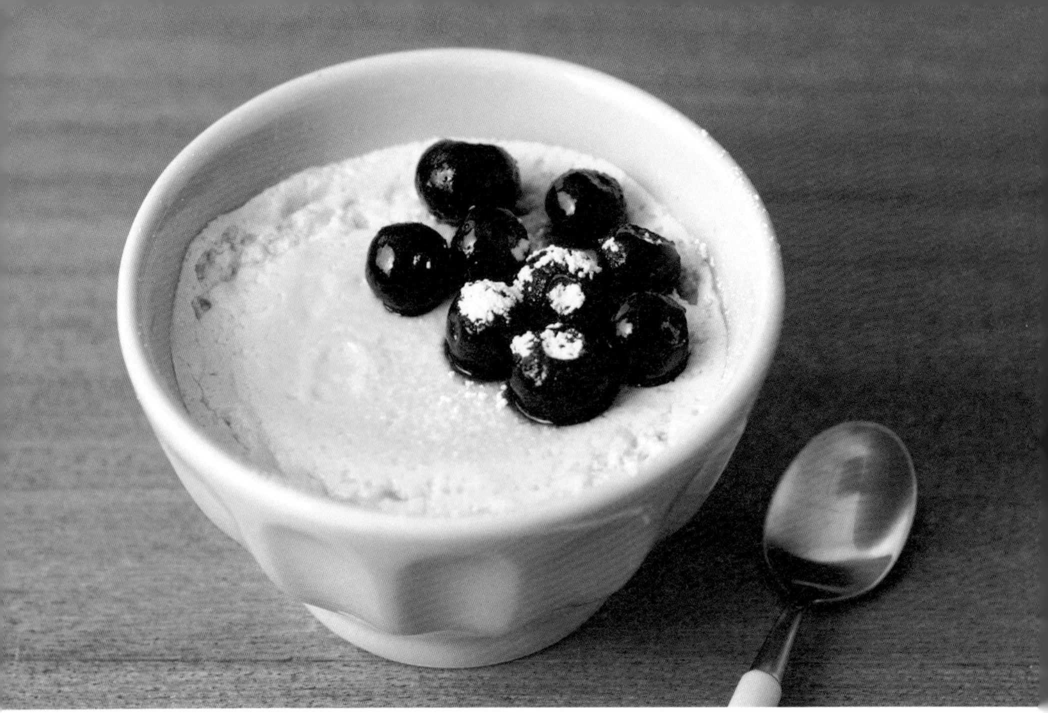

チーズを使わずまさかのおいしさ

チーズ風ヨーグルトケーキ

169kcal

糖質 14.1g
たんぱく質 15.8g
脂質 4.7g

【材料】（1食分）

ギリシャヨーグルト（加糖）
…1パック（約100g）
卵…1個
レモン汁…小さじ1
ブルーベリー（冷凍）
…適量
粉糖…適量

＼動画が見られる／

【作り方】

❶ 耐熱の器に材料をすべて入れ、なめらかになるまでよくまぜる。
❷ ❶をラップをかけずに電子レンジで1分30秒～2分加熱する。
❸ あら熱がとれたら、ブルーベリーを飾り、粉糖を振る。

ワンポイント

チーズを使わないチーズケーキです。うそみたいにおいしいのに、糖質、脂質は少なく、たんぱく質がしっかりとれます。

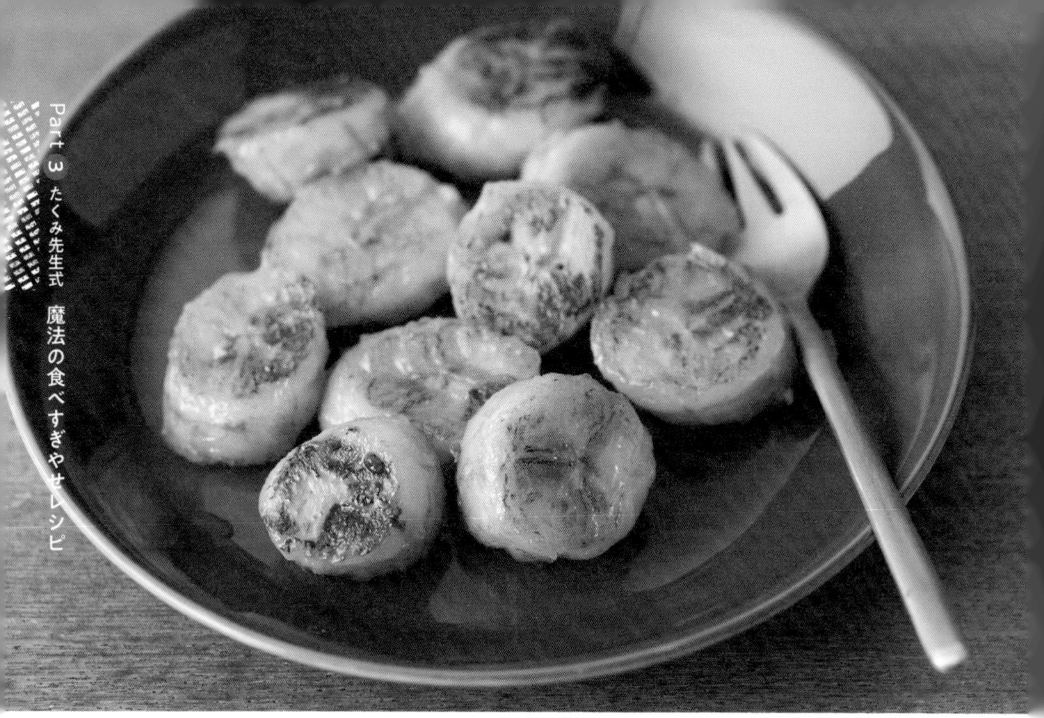

カリカリ食感がおいしい

ごほうび
バナナキャラメリゼ

159kcal

糖質 28.7g
たんぱく質 0.8g
脂質 4.1g

【材料】（1食分）

バナナ…1本
オリーブオイル…小さじ1
砂糖…小さじ1

＼動画が見られる／

【作り方】

❶ バナナは輪切りにする。
❷ フライパンに❶、オリーブオイル、砂糖を入れて火にかけ、両面がきつね色になるまでいためる。

ワンポイント

代謝を促進してくれるビタミンB6やカリウムが豊富なバナナは、ダイエッターの味方です。ひと手間かければ、バナナがごほうびスイーツに早変わり。表面がカリカリして香ばしく、満足感がアップします。

教えて！たくみ先生
こんなときどうすればいい？

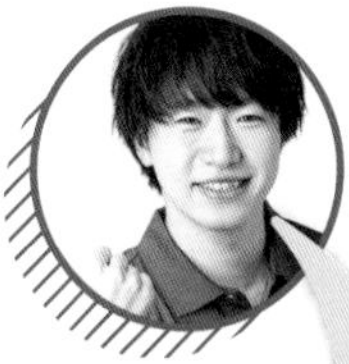

Q 子どもはカレー大好き！でも私のダイエットにはNG？

A 確かにカレーは脂質が高く、高カロリーになりやすいメニュー。でも、3つのポイントを押さえるとダイエット中でも罪悪感なく食べられます

❶トマト缶をベースにした無水カレーにする
粉末のカレールー約60ｇに、トマト缶１缶が目安。トマト缶は汁ごとなべに入れ、水は加えません。野菜や肉、ルーを加えて中火で約10分煮込みます。食材のうまみが引き出されて満足感も高く、ヘルシーなうえ、スパイスの効果により代謝を促進し、脂肪の燃焼をサポートしてくれます。

❷野菜、きのこ、鶏肉をたっぷり入れる
一皿で食物繊維やたんぱく質もとれるよう具だくさんに。

❸カロリーオフのルーを使う
通常のルーは１皿あたり脂質8gほどですが、「カロリー 50%オフ」の商品は脂質1~3g。数値を箱の裏側で確かめて購入しましょう。

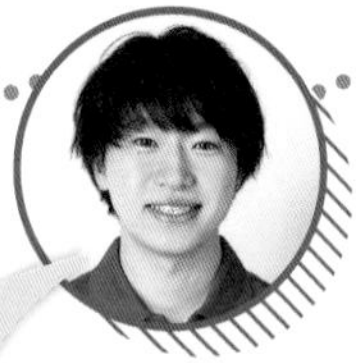

Q 生理前の食欲が超ヤバいです。どうすれば？

A 生理前は食欲が出たり、むくみがひどくなったりしますよね。**多少体重がふえても、あまり気にせずに！**

食事のときは、肉や魚、卵、とうふ、納豆など、**たんぱく質を多めに食べる**ようにしましょう！　食べすぎ防止につながります。むくみ対策としては、**水を飲んで水分補給を心がける**といいですよ。

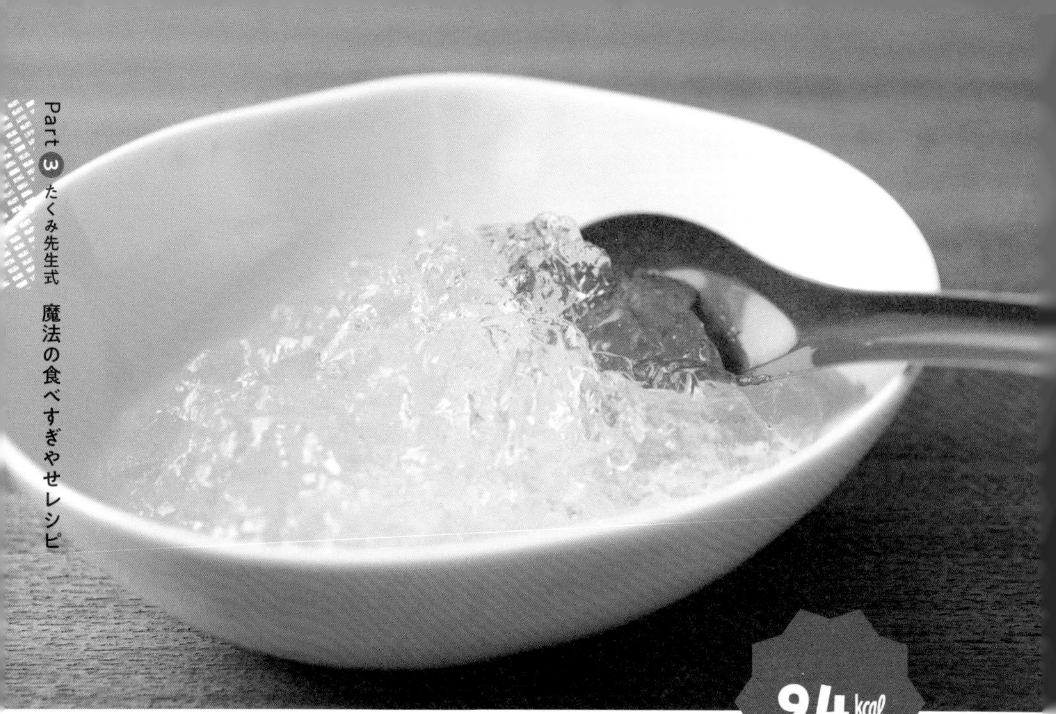

94 kcal

ほんのり甘いさっぱりデザート

ぷるぷる りんご酢ゼリー

糖質	たんぱく質	脂質
17.9g	4.4g	0.0g

【材料】（1食分）

りんご酢…大さじ2
はちみつ…大さじ1
粉ゼラチン…5g
湯（80度以下）…50ml

＼動画が見られる／

【作り方】

❶ ゼラチンは湯でとかしておく。
❷ 容器にりんご酢、水300ml、はちみつを入れてよくまぜる。
❸ ❶を加え、まぜる。
❹ 冷蔵室で一晩冷やし固める。スプーンなどでまぜてくずす。

ワンポイント

食前に食べることで血糖値を上げにくくし、ゼラチンのコラーゲンで美肌効果が期待できます。サラダにかければほのかな甘みでアクセントに。ゼラチンのかわりに寒天を使えば、食物繊維がしっかりとれます。

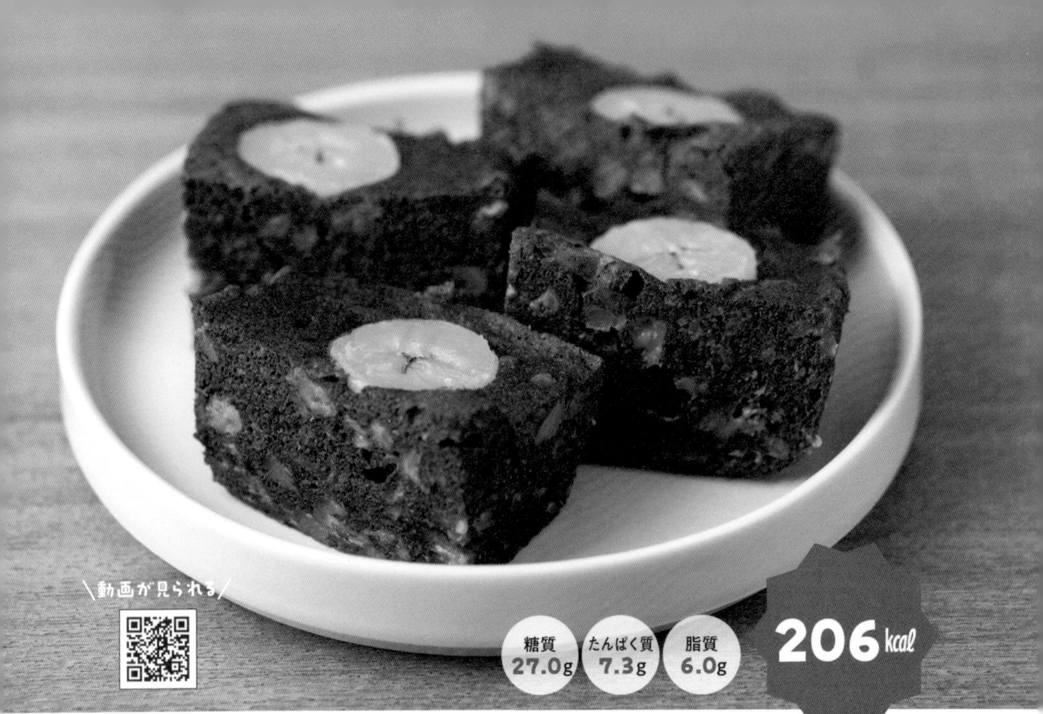
＼動画が見られる／
糖質
27.0g
たんぱく質
7.3g
脂質
6.0g
206kcal

小麦粉やバターなしでおいしい

バナナチョコ ブラウニー

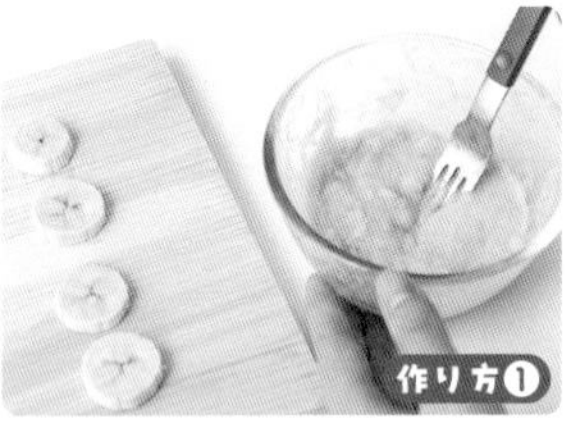
作り方①
バナナはフォークでよくつぶしておく。

【材料】（1食分）
バナナ…1本
卵…1個
ココアパウダー…大さじ1

【作り方】
❶ バナナは最後に飾る部分を輪切りで4切れほど残し、細かくつぶす。
❷ 卵、ココアを加えてまぜる
❸ ラップを敷いた耐熱の器に❷を流し入れ、残しておいたバナナを飾る。
❹ ラップをかけて電子レンジで3分ほど加熱する。あら熱がとれたら食べやすく切る。

ワンポイント
小麦粉やバター、砂糖を使っていないのに、びっくりするおいしさ。バナナをしっかりつぶすのがポイントです。

市販のおやつ、どっちが太る？

みたらしだんご VS プリン

クレープ VS シュークリーム

ショートケーキ VS チーズケーキ

マフィン VS シフォンケーキ

ドーナツ VS アイスクリーム

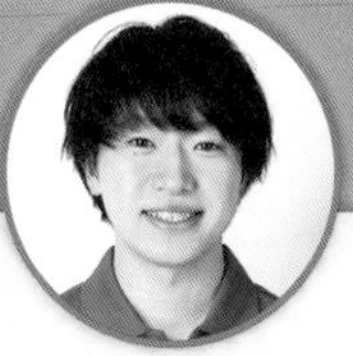

みなさん、わかりましたか？
答えは「すべて左側のほうが太りやすいおやつ」です。

- **ほぼ炭水化物のみたらしだんごより、卵や牛乳のたんぱく質が入ったプリンがおすすめ。**
- **クレープとシュークリームなら、全体的に軽いシュークリームを選びましょう。**
- **ショートケーキは脂質と炭水化物が多いので、たんぱく質の多いチーズを使ったチーズケーキのほうがおすすめ。**
- **バターや小麦粉の使用量が多いマフィンよりも、メレンゲ（卵白）でふんわりと、かさを増したシフォンケーキを選びましょう。**
- **ドーナツは炭水化物、脂質ともに高いので、どんな場合でも避けたほうがいいでしょう。**

食べてやせる魔法の法則❻

脂質を制する者は ダイエットを制する

脂質は1gで9kcalとエネルギー値が高いので、脂質を抑えていくとうまくやせられるようになります。脂質は1食あたり15g以下に抑えたいところです。

気をつけたいのは、調理時に使う油。いため物などに大さじ1杯の油を使えば、それだけで12g（106kcal）。それにドレッシングに含まれる油や食材に含まれる脂質を加えれば、すぐにオーバーしてしまいます。たとえばサラダ油大さじ1を小さじ1（4g・35kcal）にするだけで、71kcal減らせます。

脂質を減らすコツ

❶調理時の油に気をつける

→100円ショップなどで売られているオイル用スプレーボトルを使うと、油の使用量を減らせます。

❷市販の揚げ物はトースターで油を落とす

→お惣菜の揚げ物を食べたいときは、トースターでじっくり焼くと油が落とせます。

❸肉の部位に注意する

→バラ肉など脂身の多い部位はさけましょう。理想は鶏ささ身か鶏胸肉です。肉加工品ならウインナー、ベーコンなどより鶏ハムがおすすめです。

❹アボカド、ナッツ、チーズ、外食の「グリル」と名のつく料理に注意

→体にいいアボカドやナッツも、脂質が多めの食品です。食べすぎには注意しましょう。外食のグリルは「揚げ物ではない」と安心しがちですが、脂質の高い食材が多いので要注意です。

これが

「いつのまにか太る人」の習慣

甘いドリンクを飲む

お菓子ではないので罪悪感が薄いのが甘いドリンク。しかも少しずつ時間をかけてずっとエネルギー補給をしている状態に。

→ 飲み物は水かお茶にする

疲れたら甘いもので糖分補給

血糖値が急上昇し、強い疲労感や強烈な眠けを引き起こすことも。血糖値が乱高下して、食欲が安定せず、偽の食欲が出てしまう。

→ 疲れたら横になって休息をとる

睡眠時間が短い

寝ているときには代謝を高めるホルモン、食欲を安定させるホルモンなどが分泌される。睡眠不足だと、むしろ食欲が増進してしまう。

→ 睡眠をしっかりとる。睡眠の質も上げていく

「記憶にないもの」を食べている

あめ、グミ、個包装のお菓子など、「記憶にないもの」をちょこちょこ食べることで、積もり積もってエネルギー過剰に。

→ 食べる時間、食べない時間をしっかり分ける

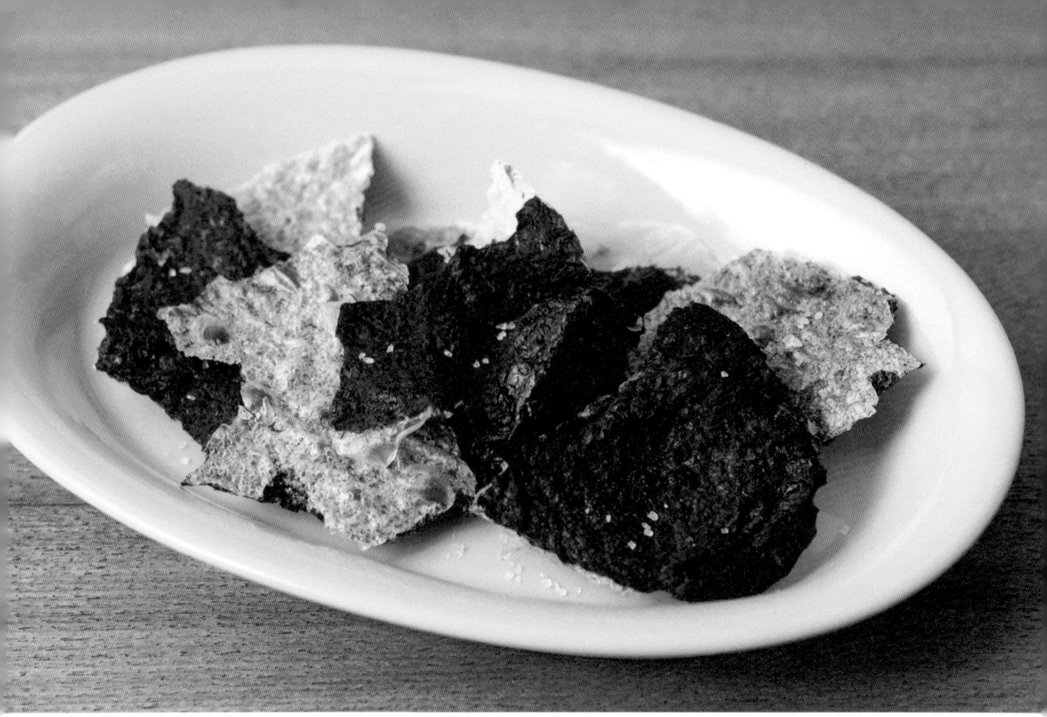

ライスペーパーでノンオイルスナック

のり塩チップス

30kcal

糖質 6.8g
たんぱく質 0.4g
脂質 0.0g

【材料】（1食分）

ライスペーパー…1枚
焼きのり…適量
塩…少々

【作り方】

❶ ライスペーパーは水にひたしてから、クッキングシートの上におく。
❷ 焼きのりをのせる。
❸ ❷をシートごと耐熱皿にのせ、ラップをかけずに電子レンジで2分30秒ほど加熱する。
❹ 食べやすい大きさにちぎり、塩を振る。

＼動画が見られる／

ワンポイント

低カロリーのライスペーパーを使った簡単スナックです。韓国のりで作ってもおいしいです。ふくらみが足りないようなら、加熱時間を微調整してみてください。

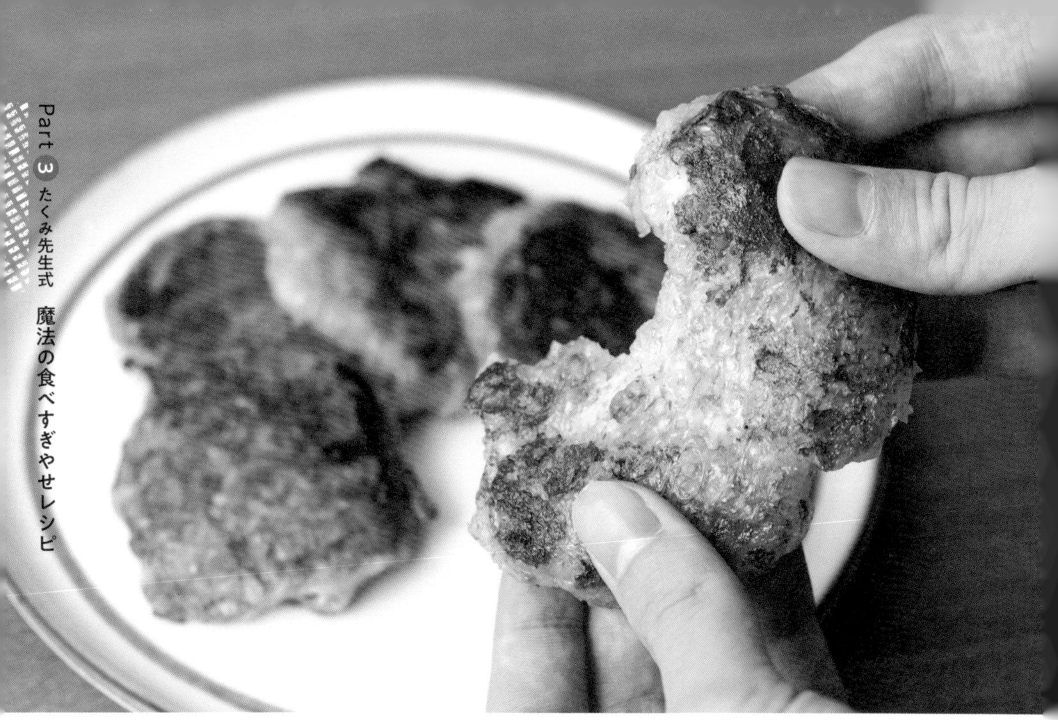

子どもも喜ぶ健康おやつ

大根チーズもち

223kcal

糖質 33.6g　たんぱく質 3.7g　脂質 6.8g

【材料】（1食分）
大根…10cm
顆粒スープ（コンソメ）
…小さじ1
青のり…小さじ1
かたくり粉…大さじ3
ピザ用チーズ…10g
オリーブオイル…小さじ1

【作り方】
❶ 大根はすりおろす。
❷ 顆粒スープ、青のり、かたくり粉を加えてまぜ、チーズを加えて軽くまぜる。
❸ フライパンにオリーブオイルを引き、❷をスプーンで一口大にとって落とし入れる。
❹ 両面をこんがりとするまで焼く。

＼動画が見られる／

ワンポイント

食物繊維やカリウムなど、デトックス効果やむくみ解消ができる成分が含まれる大根。もちもち食感は子どものおやつにもぴったりです。

なぜ、みんなやせたがるのか。

それは

「自分を好きになりたいから」

だと思います。

僕もそうでした。

特にマウントをとりたいわけじゃなく、

やたらモテたいわけでもない。

自分を好きになれれば、それだけで毎日は楽しいです。
服を選んだり、メイクをしたり、お出かけしたりも楽しくなる。
行動にも自信が持てるようになる。
いくつになっても、**人生を楽しまなきゃ損**です。
だからこそ、おいしく食べて、ダイエットをしていきましょう。
それが僕の「食べすぎダイエット」です。

本書で紹介したレシピで
おいしく食べながらやせる（さらに、健康にもなる！）を実践して、
一生ものの習慣にしてほしいと思います。

たくみ先生こと **山岸巧実**

※砂糖、塩、しょうゆ、みそ、酒、みりん、油脂類、こしょう類などの調味料は省いています。

材料別索引

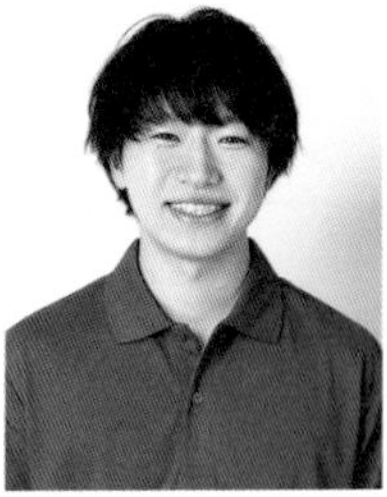

山岸巧実　（やまぎし・たくみ）

一般社団法人日本肥満予防健康協会認定JOPHダイエットアドバイザー。株式会社Relife代表取締役社長。1998年生まれ。神奈川県出身。早稲田大学創造理工学部総合機械工学科卒。企業勤務を経て独立し、食べるの大好きダイエットの先生として、SNSを起点に活動をスタート。食べるのが好きな人向けに役立つ食べやせレシピの動画や、運動せず食べるだけでやせるメソッドを発信。オンラインでパーソナル食事指導も行い、のべ1万人以上を成功へ導く。「人生最後のダイエット」にできるメソッド開発のため、ダイエットにかかわる栄養・医学研究も続けている。

公式Instagram　@biyou_takumi_
公式TikTok　@biyou_takumi

●一般社団法人日本肥満予防健康協会
一人ひとりの肥満予防法を見つけるための知識を普及することにより、日本国民の健康をサポートしていくことを目標にした団体。
ウェブサイトhttps://www.himanyobou.jp/

栄養監修／牧野直子・熱量計算／徳丸美沙（スタジオ食・ともに管理栄養士）
装丁／ tobufune（小口翔平＋嵩あかり）
本文デザイン／清水洋子
撮影／佐山裕子（主婦の友社）
スタイリング／伊藤みき
編集協力／山崎潤子
編集担当／森信千夏（主婦の友社）

たくみ先生《せんせい》の魔法《まほう》の食《た》べすぎダイエット

2024年3月31日　第1刷発行

著　者　山岸巧実《やまぎしたくみ》
発行者　平野健一
発行所　株式会社主婦の友社
〒141-0021　東京都品川区上大崎3-1-1 目黒セントラルスクエア
電話　03-5280-7537（内容・不良品等のお問い合わせ）　049-259-1236（販売）
印刷所　大日本印刷株式会社
©Takumi Yamagishi 2024　Printed in Japan　ISBN978-4-07-456585-6

Ⓡ〈日本複製権センター委託出版物〉
本書を無断で複写複製（電子化を含む）することは、著作権法上の例外を除き、禁じられています。本書をコピーされる場合は、事前に公益社団法人日本複製権センター（JRRC）の許諾を受けてください。また本書を代行業者等の第三者に依頼してスキャンやデジタル化することは、たとえ個人や家庭内での利用であっても一切認められておりません。
JRRC〈https://jrrc.or.jp　eメール：jrrc_info@jrrc.or.jp　電話：03-6809-1281〉

■本のご注文は、お近くの書店または主婦の友社コールセンター（電話0120-916-892）まで。
＊お問い合わせ受付時間　月～金（祝日を除く）　10:00 ～ 16:00
＊個人のお客さまからのよくある質問のご案内　https://shufunotomo.co.jp/faq/